ALBUM

DE LA STATION THERMO-HYÉMALE

DU DOCTEUR PUJADE.

Thermes J. Pujade.

1

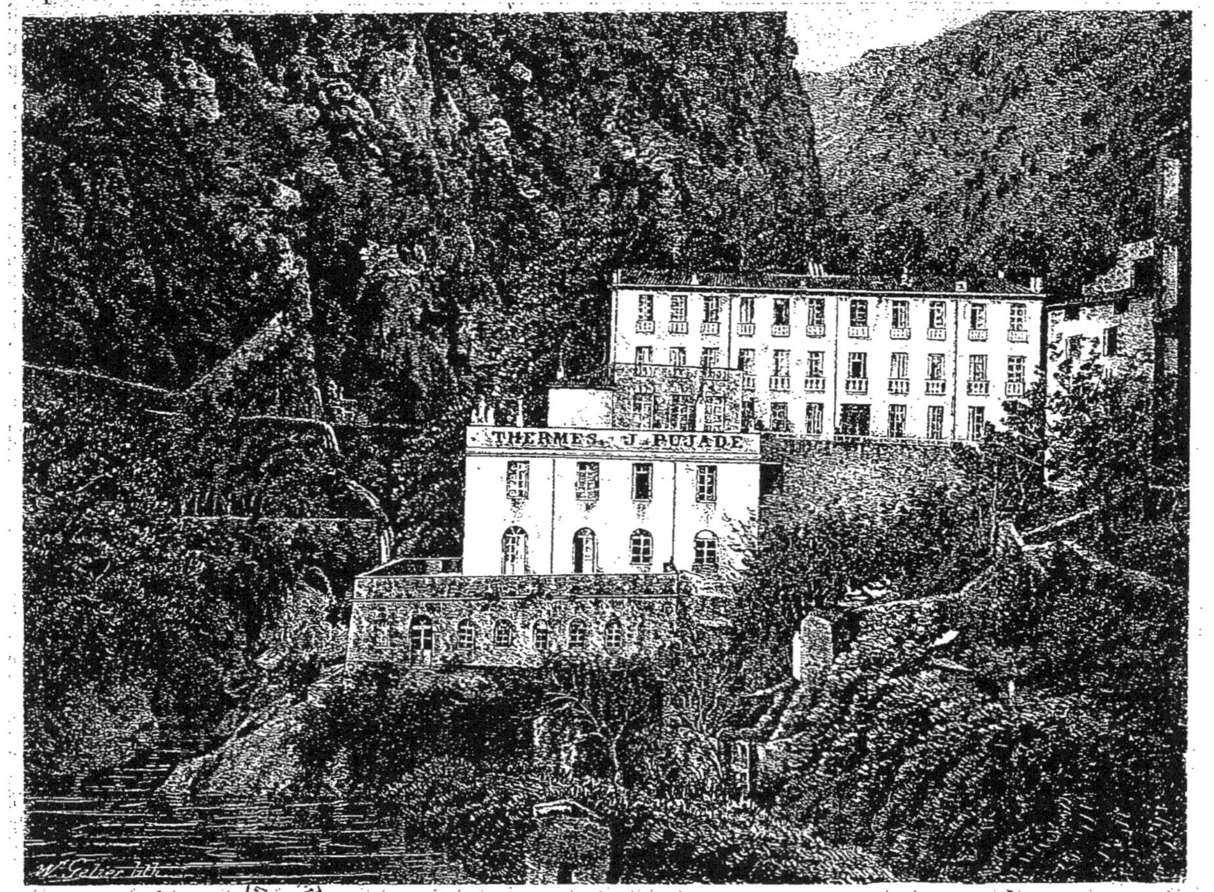

lith. et impr. chez Jos.h BARDOU fils, Perpignan. d'après Photographie de E. Serradell.

ÉDIFICE THERMO-HYÉMAL.

ALBUM

DE LA

STATION THERMO-HYÉMALE

DU DOCTEUR PUJADE,

ENRICHI D'UN CERTAIN NOMBRE DE GRAVURES PHOTOGRAPHIÉES :

VUES DE L'HOTEL & DES BAINS, DU NOUVEAU CORPS DE LOGIS A CHAMBRES SOLAIRES, DU KYOSQUE, DE LA CASCADE D'ANNIBAL, DE CELLE DU GOUFFRE DIT LAS NOU TIRANDAS, DU PROMENOIR DES ORANGERS, BUVETTES, PISCINES, SALLE ASPIRATOIRE, PONT DE PALALDA & DE CÉRET, GORGE DE MONTALBA, TRINKALLE, GROTTE & PRÉCIPICE DE LA FOU, PIC DU CANIGOU,

PUBLIÉ PAR

LE DOCTEUR PUJADE,

Membre de la Légion-d'Honneur, ex-décoré de la Croix de l'Ordre de la Réunion, ex-médecin de première classe aux armées, sous le premier empire; correspondant de plusieurs Sociétés savantes, etc.

Amélie-les-Bains (Pyrénées-Orientales).

PERPIGNAN.

IMPRIMERIE DE J. B. ALZINE, RUE DES TROIS-ROIS, 1.

1863.

ALBUM

DE LA STATION THERMO-HYÉMALE

DU DOCTEUR PUJADE.

CHAPITRE PREMIER.

PROLÉGOMÈNES. — DOLÉANCES.

On lit dans la *Gazette des Hôpitaux civils et militaires*, nº 66, 6 juin 1861, le passage suivant :

« M. le docteur Pujade, le vénérable doyen de nos hydrologistes, l'homme qui a généreusement employé sa fortune à créer les premiers Thermes d'Amélie, vient de publier une brochure dans laquelle il s'applique à faire ressortir les inconvénients de l'incompatibilité administrative actuelle, avec le fonctionnement et l'exploitation des établissements thermaux. — Nous n'hésitons pas à déclarer, dit-il, que les empêchements que nous avons rencontrés ont été tels, que nous nous sommes vu forcé de nous arrêter à mi-chemin. — Le règlement du 28 janvier 1860, est, pour M. Pujade, l'objet d'observations pleines de sens et de force; nous regrettons, pour nos lecteurs, que les lois qui régissent la publicité, ne nous permettent pas d'exposer ici les griefs contenus dans la brochure de notre respectable confrère [1].

En effet, depuis l'ouverture de nos travaux hydrologiques à Amélie, nous sommes continuellement en butte aux attaques de l'autorité municipale et départementale. Nos agresseurs, plus ou moins omnipotents, ne se sont pas contentés de nous entraver dans le cours de nos études médico-thermales, ils ont cherché à saper les bases de notre nouvelle création civile en vue de nous supplanter, de se mettre au lieu et place du progrès fait [2].

Revenons à l'origine de notre nouvelle création thermo-hyémale; tâchons d'être laconique, car il y aurait de quoi faire un gros livre. Nous avons passé par de très-rudes épreuves; nous avons bu le calice jusqu'à la lie; l'épée de Damoclès a été toujours suspendue sur notre création. Toutefois, nous ne sommes pas tombé de Charybde en Scylla; nous avons fait tête à l'orage et avons enfin été ferme comme un rocher.

Ainsi, nous pouvons donc dire, et tout le monde le recon-

[1] Coup-d'œil rapide sur les avantages de la libre concurrence hydrologique, sur les inconvénients, les dangers d'incompatibilité municipale, départementale, gouvernementale dans le fonctionnement des eaux minéro-thermales, sur les incidents, conflits secondaires se rattachant au même service, inspection, assistance publique et autres charges exceptionnelles. — Montpellier, imprimerie Bohëm et fils, 1861.

[2] D'après ce qui a été publié jusqu'à ce jour, nul doute qu'il existe une association, composée de plusieurs membres, dont la plupart appartiennent à l'Administration; nul doute, aussi, que cette Société se propose de fondre notre établissement thermal et de le remplacer par un autre plus grandiose, mieux situé, et, par conséquent, plus en harmonie avec les exigences d'une clientèle toujours croissante. (Voir, à ce sujet, les nos 54 et 65 du *Journal des Pyrénées-Orientales*, juillet et août 1862.)

naît, que c'est grâce à la persévérance, à l'inflexibilité, aux généreux sacrifices que nous nous sommes imposé pendant vingt ans, que nous sommes parvenu au couronnement de notre œuvre humanitaire.

Remontons à l'origine : Les travaux de construction furent commencés en 1838; la maison thermale était presque terminée vers la fin de 1840; l'ouverture eut lieu en 1841; il y vint des malades pendant les quatre saisons; le service d'hiver était à peu près organisé; il y eut des catarrheux, des arthritiques, des scrofuleux. Les premiers pouvaient y faire usage des vapeurs sulfureuses mitigées par l'air atmosphérique. Ils les respiraient et les inhalaient dans la piscine de natation, la grande galerie des bains, des chambres et dans un petit salon.

Les vapeurs venant directement des sources captées sur place, étaient pures, naturelles, à l'état vierge. Elles furent d'abord administrées à des doses fort minimes et toujours tempérées par l'adjonction incessante de l'air ambiant. La température des galeries, corridors, cabinets des thermes, était, en moyenne, de 14 à 18 degrés centigrades; celle de l'intérieur de la maison d'habitation était de 10 à 12.

On comprendra que nous n'étions pas en retard concernant les questions hyémales. Nous devons rappeler à ce sujet, que nos premières idées d'invention thermo-climatérique nous furent suggérées vers les années 1819 et 1820, et que ce fut à cette même époque que nous les fîmes connaître au gouvernement. D'autre part, nos devanciers avaient dit que les grandes découvertes s'accomplissent toujours et précisément au moment où elles sont indispensables au développement de l'humanité. Nous ne fîmes pas défaut au merveilleux appel qui nous était fait; nous saisîmes l'occasion : elle ne se présenta qu'en 1838. Nous

nous mîmes à l'œuvre; mais nous ne tardâmes pas à voir que nous avions fort à faire. Nous étions réduit à quelques idées d'invention, c'est-à-dire plus ou moins évasives, plus ou moins obscures, tandis qu'il s'agissait de questions difficiles, ardues, comparatives, locales, générales, internationales.

Ainsi que nous l'avons déjà annoncé, nous nous livrâmes, pendant les premières années, à des études thermo-hyémales, en vue de fixer les esprits sur les avantages résultant des influences médico-hydrologiques et climatériques, qui se rattachent à la résidence d'Amélie-les-Bains, dans les affections chroniques, catarrhes, dartres, scrofules, arthrites, etc. Elles consistèrent dans des recherches, des tentatives, des perfectionnements tendant au bon emploi des eaux et du climat.

Ces travaux d'amélioration et d'innovation furent poursuivis avec la plus grande persévérance jusqu'en 1844. Ce fut vers cette époque, que plusieurs médecins célèbres nous firent l'honneur de venir visiter notre nouvelle création balnéatoire permanente, et qu'ils daignèrent donner leur assentiment à tout ce qui était fait et à tout ce qui restait à faire [1]. C'est que nous avions obtenu un grand succès;

[1] MM. Despaquier, Marjolin fils, Lallemand, Fuster, Ribes, Despines fils. Nous saisissons cette heureuse occasion pour témoigner à ce docte et consciencieux Inspecteur des Eaux d'Aix, toute notre gratitude pour le souvenir qu'il exprime de notre personne, dans sa lettre adressée à Amélie-les-Bains, en date du 26 décembre dernier, contenant les paragraphes suivants : « Je lis souvent de ses savants articles dans le *Monde Thermal*, qui me prouvent que les ans ne peuvent rien sur lui, et que sa plume est toujours virile. — La *piscine* de M. Pujade réunit l'utile au pittoresque. Ce lieu est, selon moi, le plus favorable aux saisons d'hiver, organisées par M. Pujade depuis plus de vingt ans, et bien avant les essais si vantés du docteur Lallemand à Vernet, que j'ai aussi visités. »

que nous avions réussi malgré les difficultés, les empêchements que nous avions rencontrés; qu'en un mot, nous étions certain d'arriver au couronnement de notre œuvre.

D'ailleurs, la position que l'Administration nous avait faite, ne nous permettait pas de rester en arrière d'une évolution progressive qui en était la conséquence. Aussi avons-nous continué, sans désemparer, les améliorations et appropriations qui s'y rattachent.

Le progrès généralisateur est terminé; nous en sommes aux appréciations et appropriations sui-generis idiosyncrasiques. Dieu a créé les spécimen; il a voulu que l'homme les perfectionnât et les appropriât à ses besoins. Pour le bien de tous, nous avons fait de notre mieux, et malgré tous les obstacles qu'on a cherché et qu'on cherche encore à jeter sur notre voie, nul sacrifice ne nous arrêtera pour réaliser toutes les améliorations et innovations possibles. Nous avons jeté, en 1819, les premières idées de création thermale militaire à Amélie-les-Bains, et plus tard, en 1838, nous avons été le fondateur du régime hydro-hyémal à ce même lieu. Ajoutons que les thermes de l'État sont édifiés depuis dix ans, et qu'ils fonctionnent pendant les quatre saisons.

Je vous défends d'aller plus loin; visitez l'établissement Pujade; c'est un arsenal balnéaire au grand complet : douches de toute espèce, bains, étuves, rien n'y manque, a dit et écrit notre incomparable explorateur, appréciateur descriptif des stations médico-hydrologiques nationales et internationales, le docteur Constantin James. C'est avancer, poser en fait que notre création thermo-hyémale, médico-climatérique est sans pareille, inimitable.

Inutile d'entrer dans de minutieux détails sur la multiplicité et l'originalité des moyens servant aux appropriations ou applications qui se rattachent à notre double création. Nous nous contenterons donc de consigner ici, que nos travaux d'amélioration et d'innovation ont eu pour résultat, jusqu'à ce jour, la captation sur place de plusieurs sources nouvelles et riches en ingrédient sulfureux; la création, restauration complète de la piscine natatoire, celle de doubles et triples douches, de la douche à doubles émersions ou effusions alternatives, l'une chaude, l'autre froide, appelée douche russe, écossaise, hydrothérapique modifiée; les douches ascensionnelles, injectantes, vaginales, utérines, nazales, laryngées et pharyngées, conduits auditifs; l'installation de tubes de conduite souterraine pour prévenir les effets désulfurents de l'aération, et assurer le bon emploi de l'eau et de la vapeur; la formation d'un cabinet de sudation locale et générale, dit cabinet Matthieu; appareils d'aspiration et d'inhalation du gaz sulfhydrique vierge s'échappant de la roche vive; la construction d'une nouvelle galerie composée de dix cabinets de bains et de quatre cabinets de douches à l'eau courante ou à débit continu; enfin, l'édification de la vaste salle d'aspiration et d'inhalation, nommée salle Eugénie, ainsi que la construction d'un nouveau corps de logis afférent à l'édifice thermal, exposé au sud et pourvu d'une série d'appartements à larges croisées qui portent le nom d'alcôves solaires.

Nous sommes parvenu à augmenter le mouvement et l'action des eaux et des vapeurs, à diminuer, à limiter l'aération hydrostatique, à prévenir enfin les fortes déperditions sulfureuses.

Nous avons obtenu des modifications non moins importantes dans l'aération de l'intérieur de la maison thermale. Nous l'avons régularisée, appropriée à point cette aération mise en harmonie avec celle du dehors, c'est-à-dire que l'air peut se rénover dans les appartements, les galeries; c'est-à-dire qu'on peut prévenir les inconvénients des vicissitudes aérostatiques de l'intérieur.

Nous avons été plus loin : il y avait au bas étage de l'établissement des compartiments peu aérés, froids et humides. Nous sommes parvenu à y assurer une aération suffisante, invariable; à épurer, à attiédir l'air, à créer enfin des atmosphères douces, tempérées, moelleuses, hépatiques, tout-à-fait analogues à celles des vacheries, tant vantées dans le traitement de la phthisie.

Puis, se présentent les nombreuses améliorations, rénovations, innovations médico-thermales extérieures, mais afférentes à notre création climatéro-hydrologique, à apporter, soit dans l'appropriation, l'application des eaux et des vapeurs sulfureuses contre la cause originelle des affections ou accidents diathésiques, catarrhes, dartres, arthrites, scrofules, etc., soit dans celles des calorifications solaires, hématosiques et autres influences hygiéniques adjuvantes.

Les études expérimentales concernant la série des questions susdites, sont faites : les résultats obtenus ont répondu à notre attente. Nous allons, au fur et à mesure, les mettre sous les yeux de nos confrères : ils examineront et jugeront.

CHAPITRE DEUXIÈME.

HYGIÈNE. — TOPOGRAPHIE.

Amélie-les-Bains est situé sur la rive droite du Tech, à 4 kilomètres d'Arles, chef-lieu de canton; à 9 kilomètres de Céret, chef-lieu d'arrondissement, et à 38 kilomètres de Perpignan. On y compte environ huit cents habitants; mais ce chiffre se trouve presque doublé par des étrangers.

Ce village est le même que celui qui est désigné par Carréra et Anglada, père et fils, sous le nom de Bains, près d'Arles. Il est divisé en deux parties ou groupes. La première comprend les maisons longeant la rive droite du Tech, E -O. Cette portion du village prend de jour en jour de l'extension. On y construit de nouvelles maisons plus confortables, mieux appropriées aux besoins de l'époque.

Aussi, certains acolytes officiels de saisir l'occasion pour réveiller, stimuler le public en faveur d'un projet gigantesque, celui de fondre, d'anéantir notre établissement thermo-hyémal sui-generis, et de le remplacer, ainsi que nous l'avons dit plus haut, par un autre construit aux bords du Tech, terroir de Montbolo, plus grand, plus splendide, vraie constellation, miroir, auréole.

Nous ne voulons ni discuter ni réfuter. Nous nous bornerons à l'exposition des faits. Ainsi, nous rappellerons que le plan de création d'un vaste établissement thermal à Amélie-les-Bains, a été levé à de grands frais; que ce projet a été formé, élaboré par MM. Jules François et Conte-Grandchamp, ingénieurs en chef. Ledit plan a été transmis à l'exposition de Londres par ces mêmes ingénieurs, lesquels se sont empressés d'en publier le résultat par la voie de la *Gazette des Eaux*, n° 224, et de donner communication du grand projet à M. le Préfet de notre département, ainsi qu'à plusieurs autres employés du gouvernement.

M. le Préfet a pris cette affaire à cœur; il ne cesse d'y intervenir directement. Il s'est surtout adressé au Conseil général. On lit dans son discours d'ouverture, session 1861, le paragraphe suivant : « Nul d'entre vous n'ignore, bien certainement, la conception du vaste projet entrepris par M. Conte-Grandchamp, ingénieur en chef des Ponts-et-Chaussées, et qui aurait pour objet de faire d'Amélie la station hyémale par excellence, en donnant, pour pendant à l'hôpital militaire, un établissement civil fondé sur de larges bases. M. Conte-Grandchamp m'a initié à ses études, fort encouragées par M. l'ingénieur François, dont vous connaissez la haute autorité en ces matières. L'heure viendra, et je la *désire prochaine*, Messieurs, où vous serez conviés à donner *votre concours effectif* à ce grand œuvre pour lequel je *sollicite* aujourd'hui votre appui moral. »

On lit plus loin, page 67 : « Les divers établissements thermaux du département sont en voie de prospérité. Mais ils sont en infériorité marquée sur les autres stations de la chaîne.

« Il est juste, toutefois, de reconnaître, que, sur divers points, des améliorations importantes ont été faites aux régimes des eaux : on les constate dans les établissements civils d'Amélie. J'ai eu l'occasion d'exposer plus haut les espérances que je fonde sur l'avenir de cette station. »

Puis vient un rapport sur les améliorations et les travaux qu'il a proposés en faveur du Vernet, de la Preste, Molitg, les Escaldes, Graus de Thuès.

Réponse du Conseil : « Sur la proposition de M. le Préfet, le Conseil donne son approbation la plus complète à l'idée de M. Conte-Grandchamp, de fonder à Amélie-les-Bains un grand établissement civil, pouvant offrir, par l'étendue de ses proportions, tous les avantages que l'on trouve dans d'autres stations des Pyrénées, dont l'association est venue féconder par sa puissance les richesses thermales.

« Cette création serait appelée un jour à faire le digne pendant du magnifique hôpital militaire dû à la libéralité de l'État. C'est avec empressement que le Conseil donne son appui moral à l'établissement en projet. »

Le procès-verbal a été signé par tous les membres présents. Compte-rendu de 1861, page 17.

Enfin on lit plus loin, page 27 : « *Passerelle à Amélie-les-Bains.* Le vœu pour établir une passerelle à Amélie, entre les deux rives du Tech, ne saurait être accueilli en l'état. Si l'établissement civil, en faveur duquel le Conseil général s'est déjà prononcé, vient à être édifié, comme il faut l'*espérer*, ce ne sera pas une modeste passerelle que vous voterez, mais un pont digne de l'important établissement projeté. »

Mais tout n'est pas là. Nous nous attendions à l'ajournement du bien; nous comptions sur l'enrayement du mal. Hélas! nous étions dans l'erreur. Le Compte-rendu de la session de 1862 a enfin paru, et nous avons pu prendre connaissance de son contenu. On y lit, page 8, Rapport de M. le Préfet : « Vos richesses thermales, Messieurs, sont en voie de développement, et leur popularité croissante viendra à bout de l'*incurie qui a trop longtemps présidé à leur exploitation.* Mon rapport vous expose le succès obtenu par nos produits hydrologiques à l'exposition générale de Londres, et les espérances qu'il est permis de concevoir pour l'avenir d'Amélie-les-Bains. »

Pages 120 et 121, même rapport de M. le Préfet, on lit : « Nos établissements thermaux sont en voie croissante de prospérité. Leur réputation s'étend et finira par *contraindre l'industrie privée* aux sacrifices intelligents et fructueux que comportent le traitement, le bien-être et l'agrément des baigneurs. Notre département a figuré avec honneur, pour ses eaux minérales, à l'exposition universelle de Londres. Vous lirez avec une vive satisfaction, Messieurs, le compte-rendu qu'un journal spécial accrédité, la *Gazette des Eaux*, a fait de cette remarquable exhibition [1].

[1] Nul doute que M. le Préfet, si bien initié, si bien renseigné, mis si bien au courant de tout ce qui se rattache à notre insuffisante et chétive création médico-thermale, sait, à cette heure, qu'elle fut médaillée à l'exposition de Londres, en 1855, ainsi qu'à celle de Montpellier, en 1860 ; que nous sommes l'auteur du régime médico-thermal d'hiver, et de la respiration des atmosphères sulfureuses, mitigées par l'air ambiant dans les affections chroniques des voies pulmonaires; que le Gouvernement a adopté la *permanence thermale*, et que nous n'avons pas été étranger à la création du vaste et magnifique établissement thermal militaire, si rapidement édifié à Amélie-les-Bains. Nous découvrîmes le poison, *baies de redoul*, qui décimait nos troupes en Catalogne, en 1811; nous parvînmes à faire cesser la fièvre endémique qui sévissait, depuis plusieurs années, sur la garnison du fort des Bains. Nos concurrents s'attaquent à la fois à deux choses bien graves : au droit de propriété et au droit de premier inventeur. Ces deux choses constituent une unité à

« Dans le cadre des ouvrages, se rattachant aux questions hydrologiques, exposés à Londres, figurait le projet du vaste établissement thermal permanent, faisant station thermale d'hiver à Amélie-les-Bains. Cette œuvre collective de MM. Jules François, ingénieur des mines, Conte-Grandchamp, ingénieur des ponts-et-chaussées et Desbuissons, architecte, constituerait, à Amélie, l'organisation thermale la plus considérable de l'époque. C'est, ajoute le journal cité plus haut, un grand travail d'appropriation, d'architecture, en même temps que d'exploitation hydro-minérale, dont l'exécution se recommande par la plus incontestable utilité. La climatérie et la topographie d'Amélie en font, sans contredit, le seul point de l'empire

Amélie-les-Bains, et les médecins les plus compétents l'ont reconnue, cette unité, l'ont appréciée et classée dans les archives médicales. D'autre part, M. le Préfet n'ignore pas que notre établissement, ainsi que notre découverte, sont des créations d'utilité publique, générale, internationale, puisque nos Thermes sont fréquentés par des malades de tous les pays. Ce qu'il y a de certain, c'est que des ingénieurs du Gouvernement ont créé et élaboré le projet dont s'agit; qu'ils en ont référé à M. le Ministre de l'Agriculture, du Commerce et des Travaux Publics; qu'ils ont initié M. le Préfet à leur vaste entreprise, l'ont encouragé à se mettre à la tête. Ce qui est évident encore, c'est que les travaux d'achèvement de la route et de dégagement de la façade de nos Bains sont restés clos de 1857 à 1861; que, dès cette dernière époque, le Conseil donne son approbation la plus complète au projet des ingénieurs; qu'il promet de voter des fonds pour la construction d'un pont digne de l'important établissement projeté; qu'il adhère aux propositions du premier Magistrat du département, celles d'ajourner indéfiniment l'expropriation des masures qui masquent notre édifice thermal, de réaliser, comme condition première, afin de pouvoir arriver *à la captation des eaux,* l'expropriation, pour cause d'utilité, des établissements civils. Or, nous venons affirmer, sans crainte d'être démenti, que ç'a été par suite du concours de la levée de boucliers susdite, que les immeubles de la partie haute du village ont perdu les deux tiers de leur valeur intrinsèque; que notre œuvre humanitaire a reçu le dernier coup.

qui réunisse, aussi complètement, les éléments et les conditions de succès d'une station thermale sulfureuse permanente.

« Pour mon compte, Messieurs, j'ai la ferme confiance que ce projet qu'entourent de *sérieuses* et hautes sympathies, rencontrera tous les concours nécessaires à son exécution. Et ce jour-là, votre pays aura conquis un élément considérable de prospérité. »

Dégagement de la façade des Bains Pujade. Un membre de la deuxième commission donne lecture du rapport suivant, page 8 :

« Votre commission approuve, mais non sans réserve, le vœu du Conseil d'arrondissement de Céret tendant à démasquer l'établissement du docteur Pujade aux frais du département.

« Nous ne devons pas oublier que la création de cet établissement, a beaucoup contribué à la prospérité de l'importante station thermale d'Amélie-les-Bains, prospérité de plus en plus croissante, à laquelle M. l'ingénieur François *semble préparer* un avenir digne de la richesse de ses eaux et de la douceur de notre climat. Le Conseil serait sans doute heureux de reconnaître la part qui revient à M. le docteur Pujade dans ce développement si rapide d'une localité qui n'avait pas notablement progressé *avant lui*. Une somme de 12.000 francs avait été votée pour l'objet auquel le vœu du Conseil d'arrondissement se réfère. Elle était insuffisante et fut employée, pour cette cause, à des travaux d'art sur un autre point.

« En principe, le Conseil général admettait donc la légitimité du vœu. Les ingénieurs ne le repoussent pas non plus. Ils déclarent, au contraire, l'amélioration demandée *très-utile;* mais l'insuffisance de nos ressources et les prétentions exagérées des propriétaires à indemniser, doivent nécessairement faire ajourner la réalisation du vœu que la commission serait d'avis d'appuyer, si on ne se heurtait contre des impossibilités [1]. Tant que les propriétaires des maisons à démolir demanderont 72.000 francs d'indemnité, le bon vouloir du Conseil général, qui s'est plusieurs fois manifesté en faveur des établissements thermaux d'Amélie-les-Bains, sera nécessairement paralysé [2].

« La commission vous propose, en conséquence, quoique à regret, l'ajournement de cette question.

« Il est échangé quelques observations après cette lecture; quelques membres voudraient que le Conseil ne perdît pas de vue ses anciens votes, qui tendaient à donner *pleine satisfaction aux deux établissements thermaux* existant à Amélie, du moment que la dépense à faire était prélevée sur les fonds départementaux; d'autres pensent, au contraire, qu'il faudrait se réduire à la proposition nouvelle, faite par MM. les Ingénieurs des ponts-et-chaussées, dont les plans sont déposés sur le bureau, et qui

(1) Il n'est pas à notre connaissance que le Conseil général ait jamais voté un fonds spécial de 12.000 fr., soit pour démasquer nos Thermes, soit pour y faire arriver la route n° 9. Tout le monde sait qu'il a été voté une somme de 70.000 fr. en faveur des deux établissements; qu'environ 60.000 fr. ont été employés aux triples travaux de route, de dégagement des Thermes et d'embellissement; que lors de la suppression des travaux, il y avait un reliquat de 12.000 fr., qui aurait peut-être suffi à l'extrême besoin de l'époque, mais qu'on préféra reporter aux travaux d'un pont sur la Cantarane.

(2) Les propriétaires des maisons à démolir, persitent à demander 72.000 fr. d'indemnité, malgré la prononciation du jugement d'expropriation, nonobstant l'énorme diminution de valeur qu'ont essuyé les immeubles de la partie haute du village, par suite de l'intervention ostensible des autorités délibérantes du département; néanmoins l'ajournement de l'expropriation des maisons dont il s'agit, existe toujours.

consisterait dans un dégagement partiel de la façade des Bains Pujade; d'autres pensent, au contraire, qu'il faudrait s'en tenir à l'état présent.

« La majorité du Conseil incline, cependant, vers une amélioration de cet état, qu'elle reconnaît *défectueux* eu égard à l'importance d'Amélie, et un peu en contradiction avec les sacrifices que le département s'est imposés en principe pour les établissements thermaux, auxquels il doit un traitement de *parfaite égalité*. Mais le bon vouloir manifeste du Conseil général, est-il dit, sera paralysé, tant que les prétentions des propriétaires des maisons expropriées, en tout ou en partie, seront empreintes de la plus grande exagération; aussi est-il proposé de voter un ajournement sympathique, tant que cet état de choses ne sera pas modifié [1].

« M. le Préfet fait observer qu'en présence du grand projet qui est à l'étude, et dont la réalisation *peut être plus prochaine* qu'on ne le suppose, il ne lui paraît pas opportun d'engager, pour le moment, les finances du département dans une dépense de cette nature.

[1] Nous ne nous sommes jamais adressé au Conseil d'arrondissement, soit au sujet du dégagement de notre établissement thermal, soit à l'égard du placement, réapposition d'une modeste passerelle au Tech. Cette double manifestation, non provoquée, toute spontanée de bon vouloir, nous a profondément ému. Nous croyons qu'il est de notre devoir d'en remercier le Conseil, au nom des étrangers de tous les pays qui recherchent le soleil d'Amélie. Le Conseil général reconnaît, depuis plus de douze ans, qu'il doit y avoir, dans les travaux susdits d'Amélie, une parfaite égalité. Il en est déjà venu à des expropriations assez marquantes, qui ont réussi. Pourquoi ne pas profiter d'un incident qui est son œuvre? Pourquoi ne pas avoir acquiescé à des vœux formés avec connaissance de cause? Qui veut la fin, veut les moyens. Tranchons enfin le mot : affirmons que tous ces ajournements n'ont été que des déceptions, des artifices, des faux-fuyants.

« Ce projet, dit-il, comprend, comme condition première afin de pouvoir arriver à la captation des eaux, l'expropriation, pour cause d'utilité publique, des établissements Pujade et Hermabessières; or, ce serait en pure perte que le département ferait actuellement des sacrifices pour améliorer un état de choses qui n'est pas destiné à se maintenir si le grand projet se réalise.

« Le Conseil agira donc prudemment en ajournant une solution qui peut avoir son côté utile, important même pour le relief à donner aux établissements thermaux, mais dont le retard de l'exécution ne causera aucun dommage sérieux.

« Le Conseil est *frappé de ces justes* observations, et, sans renoncer à l'achèvement du dégagement des établissements thermaux d'Amélie, il ajourne, jusqu'après la décision à intervenir dans un délai prochain, pour la création du grand établissement thermal civil, la solution à donner à la demande formée par M. Pujade.

« Le Conseil donne acte à M. le Préfet de la communication du nº 224 de la *Gazette des Eaux*.

« Ce journal met en relief les eaux thermales de notre département, qui ont été largement représentées à l'exposition de Londres, et leur assigne, dans le classement des eaux françaises, le rang qui leur appartient.

« M. le Préfet est prié de transmettre à M. Jules François les remercîments du Conseil pour sa communication.

« A cette occasion, le Conseil renouvelle ses vœux sympathiques pour le succès du projet de création d'un vaste établissement thermal permanent à Amélie-les-Bains, et s'associe pleinement aux idées larges exprimées par M. le Préfet à ce sujet.....

« Il remercie ce magistrat des travaux d'amélioration

qu'il annonce avoir fait sur les voies conduisant à nos divers établissements thermaux. Le Conseil déclare, enfin, entourer d'une égale sympathie tous les établissements du département; il remercie aussi, dit-il, M. le Préfet de pousser l'achèvement de la route nº 3, de la route nº 115, d'avoir amélioré l'accès de la route nº 6 aux bains de Molitg, et d'avoir facilité l'arrivée à l'établissement des Escaldes.

« Il partage la sollicitude de ce magistrat pour l'établissement des Graus d'Olette. »

Ajoutons, au sujet de la passerelle à Amélie-les-Bains, que le Conseil général a répondu : « Que le vœu formé par le Conseil d'arrondissement, ne pouvait être accueilli en l'état; mais que si l'établissement civil, en faveur duquel le Conseil général s'est déjà prononcé, vient à être édifié, comme il faut l'espérer, ce ne sera pas une modeste passerelle qu'il votera, mais un pont digne de l'important établissement projeté. »

Ce que nous venons d'exposer ne saurait être plus clair, plus péremptoire. Inutile d'énumérer, de préciser les faits dont nous sommes en possession. Nous nous bornerons à signaler et à constater que la grave situation dans laquelle nous nous trouvons depuis plus de quatorze ans, nous a été faite par l'Administration départementale. Cette situation consiste en empêchements apportés à nos études médico-thermales, à l'utilisation du progrès fait; en atteintes portées, à force ouverte, au droit de propriété, à la libre concurrence. C'est dire qu'une pareille situation ne saurait être plus fâcheuse, plus grave, plus intolérable; c'est dire qu'il y a nécessité à ce qu'elle prenne fin; c'est dire, en un mot, que nous ne pouvons plus différer de nous adresser aux tribunaux. Le moment est venu pour signaler tous les abus de prérogative administrative se rattachant au service des eaux minérales.

Voici le langage que tient l'un des prosélytes :

« Les malades, en hiver, ont besoin de sentir le soleil; ils le réclament incessamment, et cette nécessité impérieuse donne un crédit positif au projet qui s'élabore depuis plusieurs mois, qui, en se réalisant, aurait pour but de fondre les deux établissements actuels, et de construire un établissement grandiose qui serait plus en harmonie avec les exigences d'une clientèle toujours croissante.

« Le lieu choisi par MM. les Ingénieurs, qui s'occupent de cette œuvre, éminemment utile, est la grande prairie qui s'étend sur les bords du Tech, et qui s'adosse à la colline de Montbolo. Dans cette oasis privilégiée, le vent ne peut faire sentir presque aucune influence, et le soleil y concentre si bien ses rayons, que le thermomètre accuse toujours plusieurs degrés au-dessus de la température observée dans le reste de la vallée.

« Espérons que ces efforts persévérants seront bientôt couronnés de succès, et qu'Amélie-les-Bains pourra offrir aux étrangers une hospitalité plus digne d'eux et plus secourable aux affections si nombreuses et si graves dont ils viennent demander le soulagement à notre climat et à nos eaux sulfureuses.

« Le Ministère de la Guerre s'est décidé à fonder à Amélie-les-Bains un hôpital modèle. Il y a dépensé des sommes importantes pour que cet établissement fût doté de tous les perfectionnements modernes de l'installation balnéaire. La voie est donc glorieusement ouverte; elle présente des garanties excellentes de réussite. Il s'agit simplement de suivre l'exemple donné par l'État. Or, les particuliers, usant de leur initiative, mus par le double motif de l'humanité et d'une louable ambition, doivent mettre un terme à d'injustes et misérables luttes. Ils doivent obtenir, pour Amélie, un établissement civil qui fonctionne également bien pendant les saisons de l'hiver et de l'été. Tous les intérêts y trouveront leur satisfaction, et la localité, autant que les étrangers, auront plus tard une profonde reconnaissance pour les courageux auteurs de cette réforme. »

Tels sont les documents et assertions que nous avons pris dans le travail médico-topographique que vient de publier le docteur Genieys, inspecteur des établissements civils d'Amélie-les-Bains. Nul doute que ce confrère est un des initiés aux idées préconisées de MM. les ingénieurs Grandchamp et François. Les chimistes et les médecins ne forment pas une unité. Les chimistes dirigent toute leur attention sur la nature, la composition des eaux thermales pyrénéennes, les analysent, les désunissent, les décomposent; les médecins les individualisent, descendent des principes aux conséquences, des causes aux effets, c'est-à-dire qu'ils les suivent, les observent, les expérimentent ces effets, cherchant ainsi à modifier, à perfectionner, à approprier les sulfureuses dans tels ou tels états morbides, jusqu'à ce qu'il soit prouvé, par une majorité suffisante de faits, de six sur sept, qu'elles sont bien employées.

Nous savons que les tableaux statistiques de ce genre, sont difficiles, pour ne pas dire impossibles à élaborer, à dresser; c'est que les malades envoyés aux eaux y arrivent prévenus, conseillés; il est dit aussi qu'Hippocrate dit oui, et Gallien dit non; qu'Orfila dit non, et que M. Longchamp dit oui. Disons, enfin, qu'il est prouvé par des faits irrécusables, que l'ingrédient sulfureux a une incontestable puissance prophylactique, curative et palliative contre l'herpétisme, le scrofulisme, l'arthritisme et autres unités diathésiques, ainsi que dans divers accidents consécutifs, tels que catarrhes pulmonaires, vésicaux, utérins, chroniques, etc.; épistaxis, hémoptysies, hématémèse, hématurie, etc.

Pilhes dit n'avoir jamais observé des cas de phthisie aux stations des Basses-Pyrénées. Depuis vingt-cinq ans, nous ne cessons de répéter que, dans notre rayon thermal d'Amélie, nous n'avons point remarqué de manifestation endémique, épidémique, ni aucun cas de phthisie originelle. Il est de fait encore que, durant ce long laps de temps, nous n'avons pas eu d'exemple d'hémoptysie primordiale; que, loin d'avoir eu des raisons pour redouter cette complication, pour donner l'alarme à nos coadjuteurs, nous avons acquis la certitude que c'est dans cette catégorie de cas de phthisie que nous avons obtenu des guérisons ou des suspensions morbifiques.

Il y a plus, contraint à dire toutes vérités, nous nous permettons de faire ressortir la diversité, la disparité qui existent dans l'opinion des médecins chargés officiellement des différents services des eaux thermales de *Bonnes, Cauterets, Luchon* et d'*Amélie-les-Bains*. En effet, d'un côté, on lit dans les travaux et documents publiés par *Bordeu, Darralde, Casenave,* que les eaux sulfureuses des dites stations ont été employées avec le plus grand succès dans les maladies chroniques de poitrine, accompagnées de vomissements ou de crachements de sang; d'autre part, les docteurs Genieys, inspecteur des deux établissements civils, et M. Artigues, médecin en chef de l'hôpital thermal militaire, « avancent que la fièvre, les tempéraments sanguins et irritables, la disposition à l'hémoptysie, sont autant de conditions qui interdisent l'usage des eaux d'Amélie-les-Bains [1]; qu'il arrive bien souvent que les bains ne peuvent être supportés, qu'ils provoquent de l'oppression, des hémoptysies, compromettant, ainsi, ce qu'on aurait gagné peut-être par une cure menée avec plus de prudence; que les inhalations gazeuses sont employées avec une utilité incontestable; que, pour que l'action de ces inhalations ne soit pas excitante, il faut qu'elles soient mélangées avec l'air atmosphérique, dans une proportion qui devrait être déterminée à l'avance; qu'il y ait de l'humidité tiède qui leur serve de véhicule; que la température soit graduée [2]. »

[1] Voir l'*Indicateur médical.* Paris, 1862, page 43.

Nous n'entrerons pas dans des détails sur ce document. Nous nous contenterons de rappeler ici que l'accident hémoptysique congénial ou consécutif au tuberculisme ou au bronchialisme est effrayant, redoutable, non-seulement pour les malades qui y sont sujets, mais encore pour ceux chez lesquels il n'y a jamais eu de manifestations ni menaces. Nous ne saurions admettre des motifs plausibles d'interdiction d'usage des eaux d'Amélie-les-Bains, dans les états morbides énumérés plus haut. L'interdiction est synonyme de prohibition, d'exclusion. L'interdiction de l'usage du principe sulfureux dans les cas précités, bien qu'employé dans des proportions minimes, mitigé par l'air ambiant, d'où résultent des atmosphères tempérées et légèrement humides, semblables à celles des vacheries ou bouveries, nous paraît d'autant plus inadmissible, qu'elle ne s'appuie nullement sur des travaux statistiques. Nous terminons, enfin, nos réflexions sur cet article, en engageant les adversaires sempiternels de nos principes d'unité médico-sulfureuse, climatérique, hyémale, diathésique, étiologique, diagnostique, à s'informer auprès du savant Jules François, s'il est vrai qu'il ait tenu, il y a environ trois ans, à Amélie, et en présence de plusieurs baigneurs marquants, le langage solennel, notable, suivant: *L'Établissement du docteur Pujade doit rester où il est, et les eaux ne peuvent ni ne doivent être transportées ailleurs.*

[2] Tout ce qu'avance M. le docteur Artigues, à ce point de vue, nous a paru explicite et péremptoire à la fois. Il ne s'agirait, dans son lumineux compte-rendu, que des cas d'hémoptysie consécutive à l'acci-

Telle est la crise que nous traversons depuis plus de dix ans. Nous n'avons jamais été le provocateur. Nous avons persisté dans nos études médico-thermales. Nous avons édifié, perfectionné, approprié, sans nous arrêter devant aucun sacrifice. Nous avons fait plus que cela; nous avons réussi: c'est dire que nous sommes l'auteur de l'adjonction des eaux avec le doux climat d'Amélie; nous sommes parvenu, aussi, à faire une bonne application de cette double influence préventive et curative dans les maladies chroniques de poitrine et autres.

Reprenons les questions topographico-hygiéniques.

C'est vers la partie basse du village que les eaux du Mondony viennent faire leur jonction avec celles du Tech. Ainsi, le petit vallon d'Amélie ne commence qu'un peu au-dessus du pont des forges; il se prolonge dans la direction du sud, et fait sa jonction avec la vallée de Montalba par delà le mur d'Annibal.

La petite rivière Mondonyenne côtoie les deux rives: la droite appartient à l'État; la gauche, au civil. Les eaux qui l'alimentent proviennent des sources des surfaces montagneuses de Montalba, et elles coulent avec rapidité, à travers des couches de pierres roulées. Aussi, sont elles presque toujours claires, limpides, très-bonnes à boire.

dent phthisique, surgissant dans la phase de tuberculisation avancée ou de dégénérescence sanguine. Le mode d'administrer les eaux et les vapeurs, si habilement analysé par le docteur Artigues, ne diffère presque en rien de celui que nous avons adopté dans nos Thermes. En ce cas là, le bain de piscine est prescrit dans la phase diathésique et comme moyen prophylactique; le bain ordinaire est presque toujours contre-indiqué. On emploie souvent des demi-bains et des douches dérivatifs; les eaux en boisson, toutes les fois qu'elles sont digérées, ainsi que les aspirations et inhalations gazeuses mitigées, à faibles doses et *longtemps continuées*.

Ajoutons que, de temps immémorial, les eaux du Mondony sont employées aux usages et aux besoins domestiques des habitants de Montalba et d'Amélie-les-Bains.

Le petit vallon d'Amélie n'offre pas moins d'intérêt au point de vue topographique. Bien qu'extrêmement court et resserré, il n'en est pas moins riche en perspectives variées, pittoresques; il n'en a pas moins fixé l'attention des touristes et autres investigateurs, lesquels ne cessent de faire paraître dans les journaux des esquisses, où l'on signale, à la fois, le rustique, le riant et le monumental.

En effet, que les visiteurs se placent à l'un des balcons du kiosque, trinckalle pascalonne, et ils verront au premier coup d'œil les diverses curiosités que l'étroit vallon renferme. Ces curiosités, vraiment féériques, sont : le fameux antre ou gorge de Montalba; les deux pics appelés le *Serrat d'en Merle* et le *Puig d'Olou;* la muraille, le rocher et la cascade d'Annibal; le gouffre et la cascade dits de *las Nou Tirandas;* les surfaces granitiques, verticales, végétatives; le gouffre ou grand bassin; des vestiges de constructions romaines.

Puis, viennent les aérations, les courants d'air, coups de vent, brises, rafales, vent d'amont *(sud)*, l'aquilon d'est *(vent marin)*. Répétons-le tout d'abord, notre rayon hydrothermal est tout-à-fait abrité contre les gros vents, et il n'y a jamais de la poussière.

Mais, hâtons-nous de signaler aussi, qu'il arrive souvent que les simples courants d'air de la vallée du Tech, se transforment en brises ou rafales, tantôt originelles du Canigou (nord-ouest), tantôt originelles de la mer (vent d'est, dit vent de *Rosas*). Nul doute que ces courants venteux traversent la partie basse du village d'Amélie; nul doute, aussi, qu'il y a deux sortes de rafales : l'une venant d'amont, l'autre remontant d'aval. Tout le monde sait, du reste, que ces brises, ascendantes ou descendantes, balayent, parfois, les bas-fonds; soulèvent, entraînent la poussière des routes, et en retiennent plus ou moins. Mais, disons-le, enfin, la partie haute du village reste tout-à-fait en dehors de ce double mouvement aérifère, ou plutôt de cette influence nuisible. Outre que la sphère d'activité est à peu près limitée, tout débordement desdites brises, vers le vallon d'Amélie, est, selon nous, impossible, par cela qu'il y a rebours; que les brises est et nord-ouest auraient à refouler les brises boréales.

La partie basse du village d'Amélie se relie à la partie haute par quelques maisons nouvellement construites ou restaurées, situées le long de la route nº 9. Cette dernière comprend les deux établissements civils, l'église, le presbytère, les hôtels Molins et Comes, les maisons Sourribes, Gattumeau, Coste, et le groupe dit le *Petit Escaldadou*.

Notre établissement thermo-hyémal est bâti sur un rocher graniteux servant de lit aux nombreuses sources minéro-thermales de la localité. De ce point, dégagé, culminant, on voit les belles perspectives de tous les alentours, telles que la magnifique création thermale militaire, le pittoresque village de Palalda, le hameau de Montbolo, le fort des Bains. Notre vaste maison thermale vient d'être augmentée d'un nouveau corps de logis, appelé à juste titre quartier d'hiver. Cette remarquable installation est très-saine, tempérée en hiver, fraîche en été. Elle se trouve abritée contre les vents du nord, offre une vaste façade tout-à-fait exposée au midi. Les chambres sont commodes, confortables; il y en a une partie à alcôve, à larges vitrages, appelées chambres solaires, *asolelladas*.

On persiste à mettre en fait que l'ancien Amélie, ou la

partie haute du village, se trouve dans l'ombre d'une montagne très-élevée; que l'Amélie nouveau, ou partie basse, est déjà plus considérable que l'ancien; qu'il y a de l'air et de l'espace; qu'il est choisi de préférence par les familles étrangères, qui commencent à faire bâtir dans le pays; qu'enfin, dans cette *oasis privilégiée*, le vent ne peut faire sentir presque aucune influence, et le soleil y concentre si bien ses rayons, que le thermomètre accuse toujours plusieurs degrés au-dessus de la température observée dans le reste de la vallée.

Est-ce clair et net? Et c'est là le langage que n'hésite pas à tenir un confrère haut placé dans la science médico-hydrologique, appartenant à l'Administration civile? En effet, il y a dans ces documents plus qu'acquiescement, confirmation, concours, dogmatisme. On est arrivé au bout; on a passé condamnation, c'est convenu à l'unanimité, on en est aux déclarations, aux significations, aux publications officielles. Or, nous sommes donc sorti, à l'heure qu'il est, de la phase interminable des tendances, manœuvres, intrigues, menées, s'agitant dans l'ombre autour de nous. Des mensonges, des faussetés, débités discrètement, nous enlevaient quelques clients, nous attardaient, nous arrêtaient dans nos améliorations, nos innovations; puis, de gagner du temps, gagner de vitesse; en un mot, saisir, profiter de l'occasion, pour regagner le temps perdu. C'est dire que nous sommes arrivé à la fin des fins; c'est dire que nos adversaires ont réussi dans leurs projets, ceux de porter le coup de grâce à notre nouvelle création, en s'attaquant à sa valeur intrinsèque, de pousser notre patience à bout, afin de nous réduire et nous forcer à faire ce qu'ils veulent, ou à prendre un parti extrême.

Telle est, nous ne saurions trop le redire, la fâcheuse,

l'inextricable situation qui nous a été faite. En attendant impatiemment son dénoûment ou issue, nous persévérons dans nos études expérimentales, appropriatrices des influences des eaux sulfureuses et des calorifications thermale et climatérique, tendant à leur bon emploi dans les maladies chroniques de poitrine et autres, incidentelles ou tirant leur origine de l'état diathéso-septique, herpétique, arthritique, syphilitique, etc.

Enfin, l'heure nous paraît propice pour rappeler à nos compétiteurs que, selon nous, la partie basse et la partie haute du village d'Amélie-les-Bains constituent une vraie unité climatéro-thermale; que l'évolution progressive qui s'effectue, en ce moment, à la partie basse ou des bords du Tech, dérive absolument de celle qui s'est faite, par notre concours, à la partie supérieure, et qu'on appelle l'*ancien Amélie;* qu'il demeure démontré aujourd'hui que cette partie haute est plus chaude que la partie basse, et que la différence thermométrique est de près de deux degrés pendant le jour, et de trois degrés durant la nuit; que, par suite de nos travaux d'appropriation, il résulte que l'espace ou la grande échancrure qui sépare les deux pyramides *Puig d'Olou* et *Serrat d'en Merle,* se trouve sans nul embarras vis-à-vis de la nouvelle maison solaire, ce qui permet aux malades gardant leurs appartements, de profiter de l'inappréciable influence immédiate des rayons solaires, non-seulement dans leurs chambres ou alcôves, mais encore dans leurs lits, au moins pendant deux heures et demie, en décembre et janvier, et pendant sept heures, en moyenne, dans les mois de février et mars, et que, nulle part, dans aucune station hyémale, on ne trouvera une température plus douce, plus tempérée, plus hygiénique, en un mot plus favorable aux phthisiques.

AMÉLIE - LES - BAINS,

Thermes J. Pujade.

2.

Déposé.

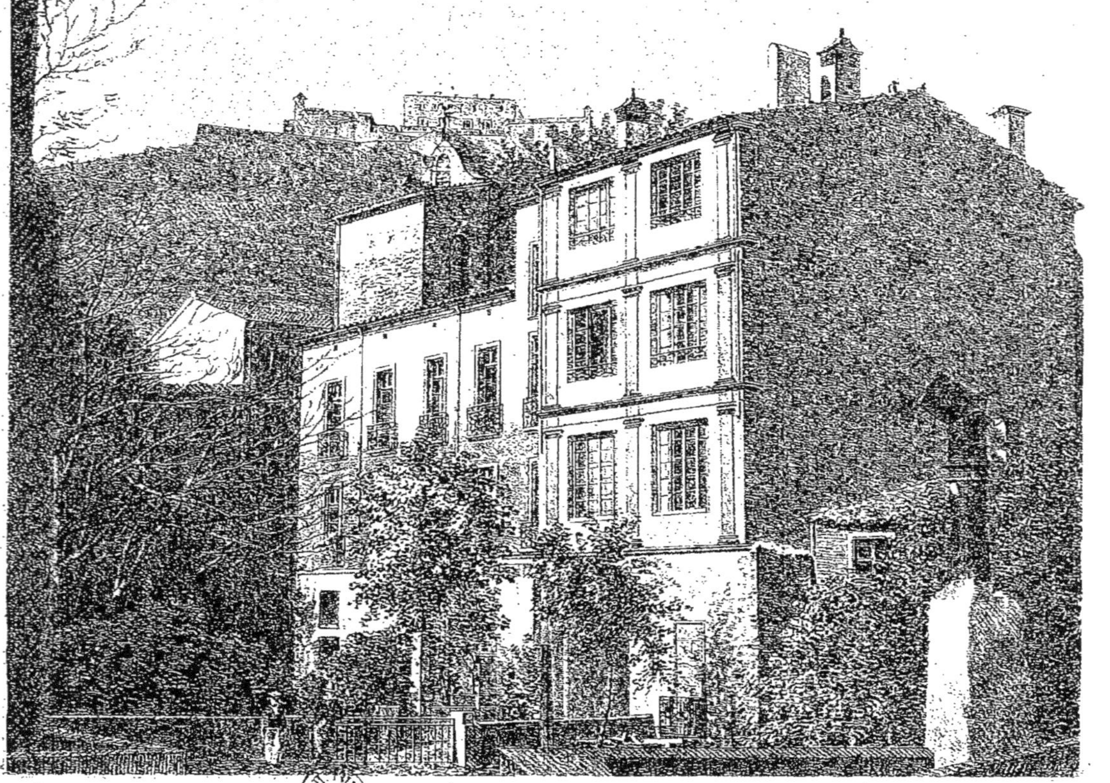

lith. et impr. chez Jos^h BARDOU fils, Perpignan.

d'après Photographie de E. Serradell.

MAISON SOLAIRE.

C'est donc grâce à nos travaux d'appropriation, d'application, que nous avons le précieux avantage de jouir assez de temps de l'influence des rayons solaires. C'est, encore, grâce aux mêmes travaux de perfectionnement, à propos de l'influence du soleil, que nous jouissons du privilége de ne jamais en avoir trop, c'est-à-dire de pouvoir se tenir en mesure d'en éviter les violentes impressions.

On ne saurait dire du soleil, que ce qui abonde ne vicie pas. Le public ne cesse de répéter que le soleil *darde souvent ses rayons; que parfois il fait trop de soleil en hiver;* que les personnes jeunes et bien portantes peuvent mourir d'un *coup de soleil,* en hiver, comme en été. Tous les médecins savent que l'impression violente des rayons solaires, *insolation,* peut devenir mortelle en certaines cinconstances sur ceux qui s'y trouvent exposés.

La médecine prophylactico-thérapeutique est sensée avoir été plus loin que tout cela. On comprend qu'il s'agit d'une bonne application de l'action médiate ou immédiate des rayons du soleil chez les émigrants d'hiver, atteints de diathèse septique, herpétique, etc., de bronchite chronique, de phthisie.

Un pareil travail, et le monde médical l'a déjà compris, pour être complet, pour ne laisser rien à désirer, devrait dériver, non-seulement d'études théorico-cliniques sérieuses, solennelles, mais encore collectives, comparatives, générales, internationales.

On le voit : d'un côté l'Administration départementale nous réduit à nous enfermer dans notre nouvelle création thermo-hyémale; d'autre part, M. le Ministre d'État prend la généreuse initiative de confier à M. le docteur de Pietra-Santa, la mission d'étudier les climats méridionaux de la

France, au point de vue de leur influence sur les affections chroniques de la poitrine.

Nous apprîmes que notre honorable confrère était parti le 1er février 1862, emportant un programme tracé par l'Académie de Médecine, programme qui demandait spécialement des observations météorologiques précises, et des relevés statistiques consciencieux.

Quelques mois suffirent à M. le docteur de Pietra-Santa pour visiter Hyères, Cannes, Nice, Menton et quelques villes ou résidences hivernales d'Italie. A son retour, ce docte confrère consigna le résultat de son excursion hygiénico-topographique, dans un rapport adressé à S. Exc. le Ministre d'État, ajournant à l'année suivante sa visite aux climats occidentaux.

Nous voyant constamment oubliés, nous écrivîmes à notre honorable confrère, pour lui témoigner le fâcheux effet qu'avait produit dans l'esprit des habitants du Midi, l'exclusion inattendue de la station civile et militaire d'Amélie-les-Bains.

Nous reçûmes immédiatement une lettre de M. le docteur Pietra-Santa, par laquelle il nous annonçait que sa visite n'avait été qu'ajournée; qu'elle aurait prochainement lieu, et qu'il comptait sur notre concours dans les études climatériques qu'il allait y faire.

Bien que nous ne puissions pas prendre une part directe aux recherches hygiéno-climatériques comparatives, générales, internationales, qui préoccupent, à cette heure, et l'Académie de Médecine et le Gouvernement, nous ne sommes pas moins satisfait en apprenant que cette importante question soit en pleine voie de solution.

En effet, et nous pourrions le prouver au besoin, depuis longtemps nous jetons des idées sur les avantages qui résulteraient de la création de comices hygiénico-topographiques, dans tous les pays où le progrès civilisateur en assurerait la réalisation ou l'accomplissement.

Ces comices seraient plus ou moins multipliés, selon les chiffres et les besoins des populations; au même point de vue, le nombre des membres, se composant d'hommes compétents, pourrait varier de six à douze; c'est dire, enfin, que toutes les recherches, les tentatives, les travaux qui s'y rattacheraient, seraient non-seulement permanents, collectifs, mais encore communicatifs, mutuels, échangeables, internationaux.

Nous n'allons pas plus loin aujourd'hui relativement aux études comparatives sur les climats méridionaux de la France, en cours d'exécution et au point de vue de leur influence sur les affections chroniques de la poitrine. Nous reviendrons ailleurs ou plus tard, sur cet intéressant programme; mais nous croyons être en droit de consigner ici que, d'après nos opinions sur l'unité des spécimen ou des causes des grandes épidémies typhiques, peste, choléra, suette, fièvre jaune, etc., des fièvres endémiques graves, continentes ou périodiques, et, successivement, des diverses catégories d'accidents primordiaux, tels qu'engines, bronchites, entérites, inappétence, difficulté de digérer, consécutifs ou secondaires, comme catarrhes chroniques, utérins, vésicaux, pulmonaires, phthisie, digestions dépravées, graviers, calculs, diabète, albuminerie, arthrites, dartres, etc.; que d'après, disons-nous, nos longues expérimentations statistiques, il demeure tout-à-fait démontré que l'institution des commissions précitées, est l'unique moyen que la médecine possède pour arriver à la connaissance de la vraie cause des états morbifiques énumérés plus haut, ainsi qu'à celle de la triple médication que nous leur avons assignée : la préventive, la curative, la palliative ou enrayante.

Ainsi, nous ne saurions opiner en faveur des exagérations, des extrêmes, de la calorification solaire ou climatérique chez les poitrinaires. Il est bien reconnu aujourd'hui que le climat d'Amélie-les-Bains est en première ligne, au double point de vue de douceur et d'uniformité; d'autre part, une longue expérience ne laisse plus de doute sur la non originalité de l'épidimicité typhique et de la diathèse herpético-pulmonaire [1].

[1] Nous craignons que notre honorable collègue, le docteur Bourgarel, ne soit allé trop loin dans son rapport inséré au *Bulletin* des travaux de la Société de Marseille, année 1863. Nous nous bornerons à signaler une discordance qui, selon nous, serait suffisante pour jeter des doutes sur la prétendue célébrité dont jouissait Madère, comme un heureux séjour pour les émigrants du Nord, menacés ou atteints de maladie chronique de poitrine.

« L'air y serait, dit-on, tout juste assez humide pour ceux qui redoutent les atmosphères trop sèches, et assez sec pour ceux auxquels l'humidité est nuisible. » Tous les malades y seraient guéris ou soulagés. En un mot, ce serait le paradis des poitrinaires.

Nul doute que notre docte confrère a eu ses raisons pour ne pas en dire davantage; nul doute, aussi, que nous avons les nôtres pour le laisser entièrement libre et étranger dans une question qui incombe plutôt aux gouvernements qu'aux médecins.

Toutefois, et nous devons le dire, nous avons eu vent de quelque chose qui nous a paru de nature à devoir donner l'éveil; il est dit : que le serpent est caché sous les fleurs..

Voici le *nœud gordien*. Il aurait paru dans un journal anglais le document suivant : « D'après des travaux de statistique sérieux, la lèpre serait répandue aujourd'hui dans plusieurs résidences de l'Inde, et les classes inférieures de divers districts en seraient généralement infectées. — La plupart des contrées de l'Orient continueraient à subir ce fléau, qui se développerait en proportion de l'état de dégradation de la population.

« En Chine, la lèpre est très-commune ; aussi, dans les grandes villes, il y a de nombreuses léproseries. Aux îles Philippines, à Bornéo, Java et dans presque toutes les îles de l'Océan indien, y compris Madagascar et les îles Maurice et Bourbon, la maladie y serait répandue parmi les hommes de couleur; il en serait de même aux îles de la côte occidentale d'Afrique, les Canaries et Madère.

« L'étendue de ce fléau est plus vaste que celle d'aucune maladie. Il reste à étudier l'infection et à indiquer le remède. »

AMÉLIE-LES-BAINS,

Thermes J. Pujade.

3.

Dérosé

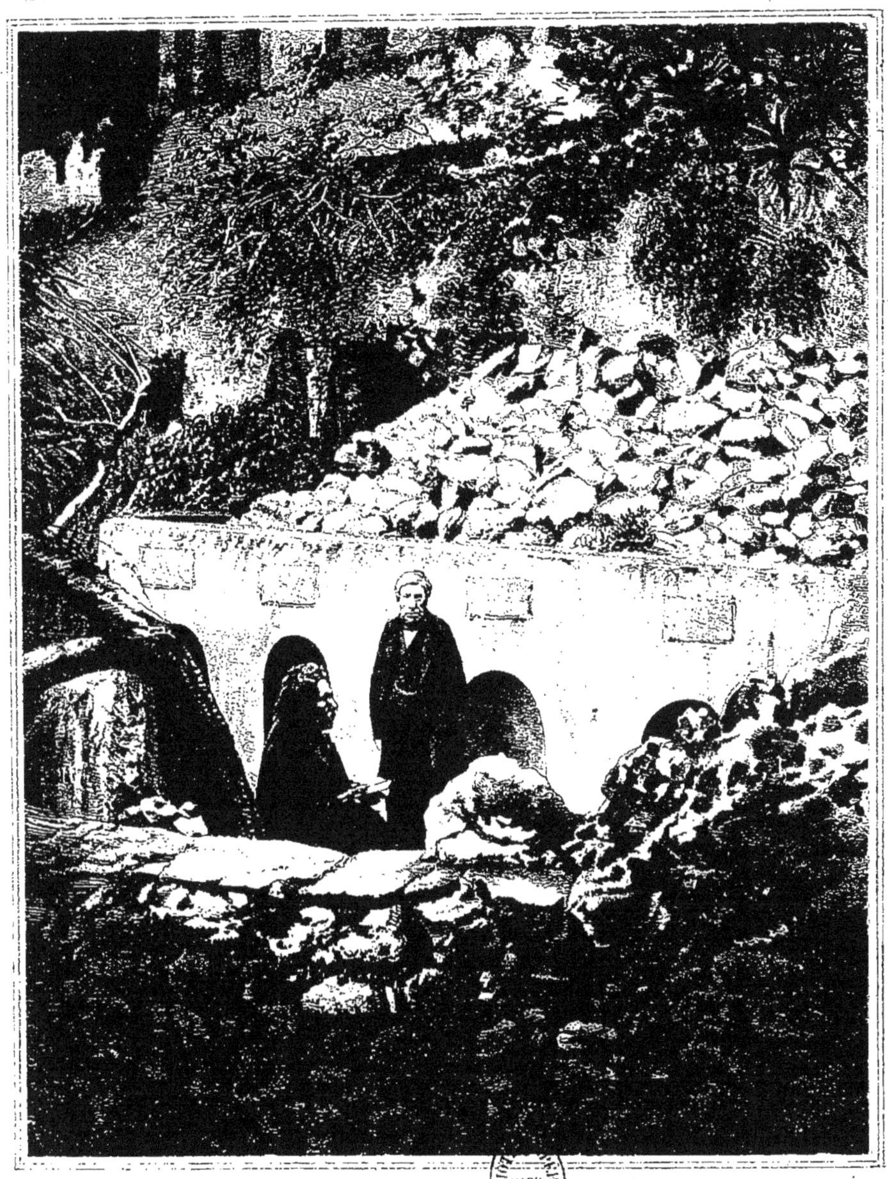

lith. et impr. chez Jos. BARDOU. fils, Perpignan.

d'après Photographie de E. Serradell.

BUVETTE DE L'ORANGERIE.

C'est donc dire, et on le comprendra à l'avance, que nos appréciations et appropriations de l'influence solaire, reposent ou roulent sur la moyenneté, le juste milieu, *mezzo termine;* qu'elles concordent, en un mot, avec les conditions exceptionnelles de température citées plus haut; que nous en sommes maintenant à la stricte appropriation ou application de la calorification solaire d'une manière tout-à-fait locale, individuelle, idiosyncrasique.

Ainsi, il ne s'agit que de conseils, des avis donnés aux émigrants, qui veulent bien s'adresser à nous à cet égard.

En voici le tracé :

1o Les malades ne sortiraient qu'une heure et demie ou deux heures après le premier repas.

2o Il y a deux catégories de malades. Dans l'une, se trouvent compris les diathésiques, chlorotiques, menacés d'affections pulmonaires chroniques, ou offrant des symptômes morbides plus ou moins manifestes, plus ou moins proéminents, chez des sujets lymphatiques, peu ou point nerveux ou irritables. Ceux-ci passeraient d'une heure et demie à deux heures sous l'action du soleil, à demeure fixe.

3o La deuxième catégorie comprend les malades atteints de bronchite chronique grave, tendant au tuberculisme, ou offrant d'autres symptômes de dégénérescence organique, hémoptysies, ulcérations; c'est la forme éréthique aiguë, galopante. Les émigrants de cette série ne doivent recevoir les rayons solaires que pendant une heure, et y rester même moins de temps s'ils les trouvent trop ardents ou incommodes.

4o Tous les malades qui peuvent sortir, sont désireux d'aller se promener, pour prendre, disent-ils, la bonne part de soleil. Nous conseillons à ceux appartenant à la première catégorie, de se rendre à la promenade d'une heure à quatre, et de ne recevoir les rayons solaires que pendant deux heures.

5° En ce qui concerne les malades de la seconde catégorie, nous leur conseillons d'être prudents, réservés, de se tenir sur leurs gardes. Nous fixons la durée de la promenade solaire d'une heure et demie à deux heures, c'est-à-dire d'une heure de l'après-midi jusqu'à deux heures et demie; mais il est recommandé, non-seulement de ne jamais dépasser cette dernière définie, mais encore de ne procéder dans l'application de ce puissant moyen hygiénique, que d'une manière lente et graduée. Il leur est conseillé, aussi, d'éviter toute impression violente ou trop vive du soleil, les courants d'air froid et humide, le vent poudreux et les promenoirs ou sentiers ascendants.

Ici s'arrêtent nos quelques appropriations ou applications des influences climatéro-solaires en dehors de notre rayon thermal. Nous croyons avoir répondu aux exigences progressives. C'est énoncer que le progrès extérieur se rattachant à la résidence thermo-hyémale d'Amélie-les-Bains, consistant en assainissement, en confections d'un pont, d'une voie d'excursion d'été, de promenades, de promenoirs, d'abris d'hiver, etc., incombent à l'Administration départementale et à l'État.

Notre nouvelle création se compose des Thermes et d'un Hôtel. Le service laisse peu de chose à désirer. La nourriture est très-succulente, variée et bien appropriée aux besoins et aux désirs d'une clientèle universelle. Elle se compose de filets de bœufs, de gigots de mouton, de volailles, de bons légumes, de gibier et d'excellent vin du pays.

Les appartements sont confortables, commodes.

La température intérieure de la maison, dérivant du calorique de plusieurs sources qui s'y trouvent captées, s'y maintient constamment douce et égale, dix degrés centigrades au cœur de l'hiver.

AMÉLIE-LES-BAINS

Thermes J. Pujade.

4

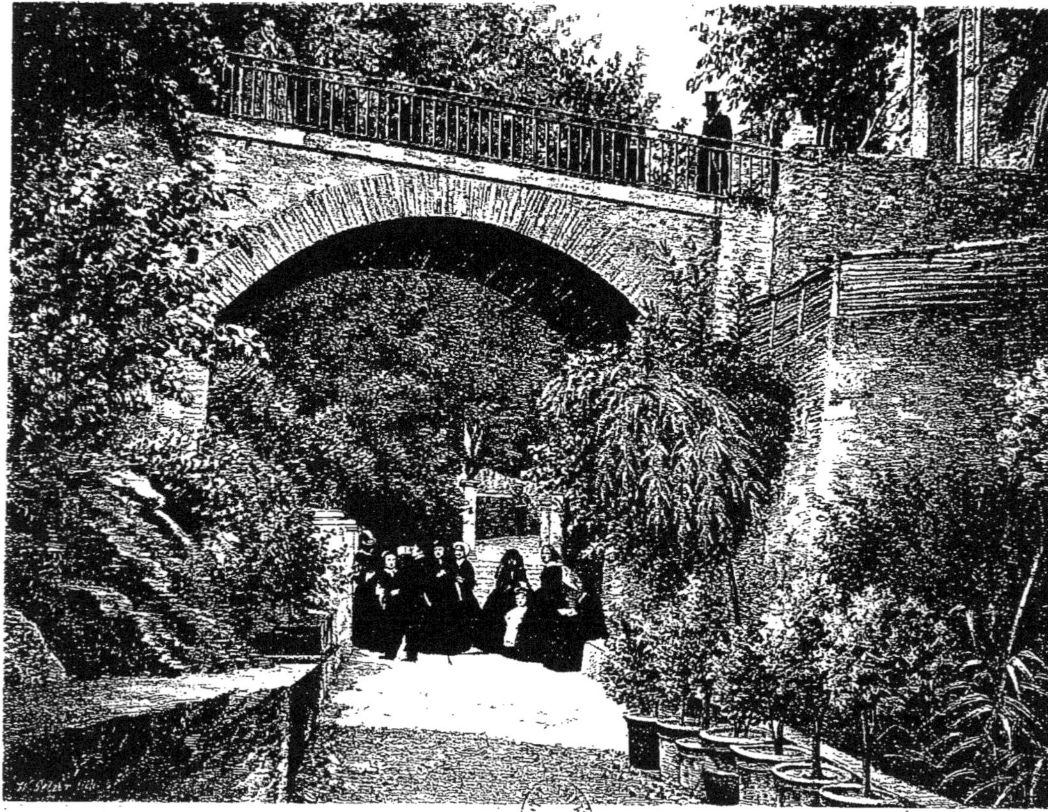

Lith. et impr. chez Jos.h BARDOU. fils, Perpignan.

d'après Photographie de E. Serradell.

BUVETTE DU PARTERRE D'HIVER.

Les sources sont au nombre de sept, savoir : la source *Arago*, marquant 62 degrés centigrades, au griffon ; — la source *Amélie,* 54 degrés centigrades ; — la source *Anglada,* 58 degrés centigrades ; — la source *Ascensionnelle,* 55 degrés centigrades ; — la source *Glairineuse,* 36 degrés centigrades ; — les trois sources de la *Rigole,* 54 degrés centigrades.

L'analyse faite, en 1819, par Anglada, professeur de la Faculté de Montpellier, a donné, par litre de liquide, le résultat suivant :

	grains.
1° Hydrosulfate de soude	0,0396
2° Glairine	0,0509
3° Carbonate de soude	0,0750
4° Carbonate de potasse	0,0026
5° Chlorure de sodium	0,0418
6° Sulfate de soude, déduction faite des 0,1195 qui proviennent de l'oxygénation de l'hydrosulfate	0,0425
7° Silice	0,0902
8° Carbonate de chau.	0,0008
9° Sulfate de chaux	0,0007
10° Carbonate de magnésie	0,0002
	0,3039

Nos Thermes sont surtout riches en buvettes. Elles se composent de dix-sept sources contiguës aux constructions, coulant continuellement, captées au point d'émergence. Elles présentent des variations plus ou moins grandes, aux points de vue de leur température et de leur sulfuration.

Le premier groupe se compose de la source *Bouis,* 38 degrés centigrades ; — de la source des *Nerfs,* 31 degrés centigrades ; — de la source *Pectorale,* 30 degrés centigrades.

Le second groupe ou buvette est formé des sources *Chomel,* 45 degrés centigrades ; — de la source *Bouillaud,* 43 degrés centigrades ; — de la source *Desgenettes,* 46 degrés centigr. ; — de la source *Larrey,* 48 degrés centigrades.

La troisième série comprend la source *Jules François,* 47 degrés centigrades; — la source *Constantin James,* 49 degrés centigrades; — enfin, les sources portant les n°s 10, 11, 12, 13, 14, 15, 16, 17, marquant en moyenne 34 degrés centigrades.

Ils contiennent vingt-deux cabinets de bains, commodes, aérés, confortables. Les baignoires sont en marbre blanc d'Italie, et reçoivent l'eau par un double conduit, qui vient s'ouvrir au fond.

Il y a dans tous les cabinets une douche descendante, ascendante, injectante, vaginale.

On y trouve des douches plus ou moins énergiques, en jet ou sous la forme de pluie, à double et à triple application, sur le même individu.

On y admire la belle et vaste piscine de natation gymnastique, réunissant toutes les conditions voulues de succès. Elle contient 82 mètres cubes d'eau minérale, fournie par les sources *Anglada, Arago, Ascensionnelle* et *Glairineuse.*

Ainsi, outre que le liquide thermal s'y renouvelle d'une manière incessante, par trois jets jaillissant de la roche même, donnant de 20 à 25 litres d'eau; qu'on y aspire et inhale l'élément sulfureux à l'état vierge, ce remarquable récipient hydrostatique, se trouve muni de deux grandes douches verticales, de 5 à 7 mètres d'élévation, alimentées par les sources *Arago* et *Ascensionnelle.* L'une des deux, dite *Douche Écossaise, Russe,* vient de recevoir une notable modification. Jusqu'ici, elle consistait en un simple appareil donnant deux jets alternatifs, l'un chaud, l'autre froid; ce sont, maintenant, des effusions, des émersions, également réciproques.

Cette double douche porte le nom de *Douche Hydrothérapique* ou *Perturbatrice modifiée.* Le malade a les extré-

AMÉLIE - LES - BAINS,
Thermes J. Pujade.

5.

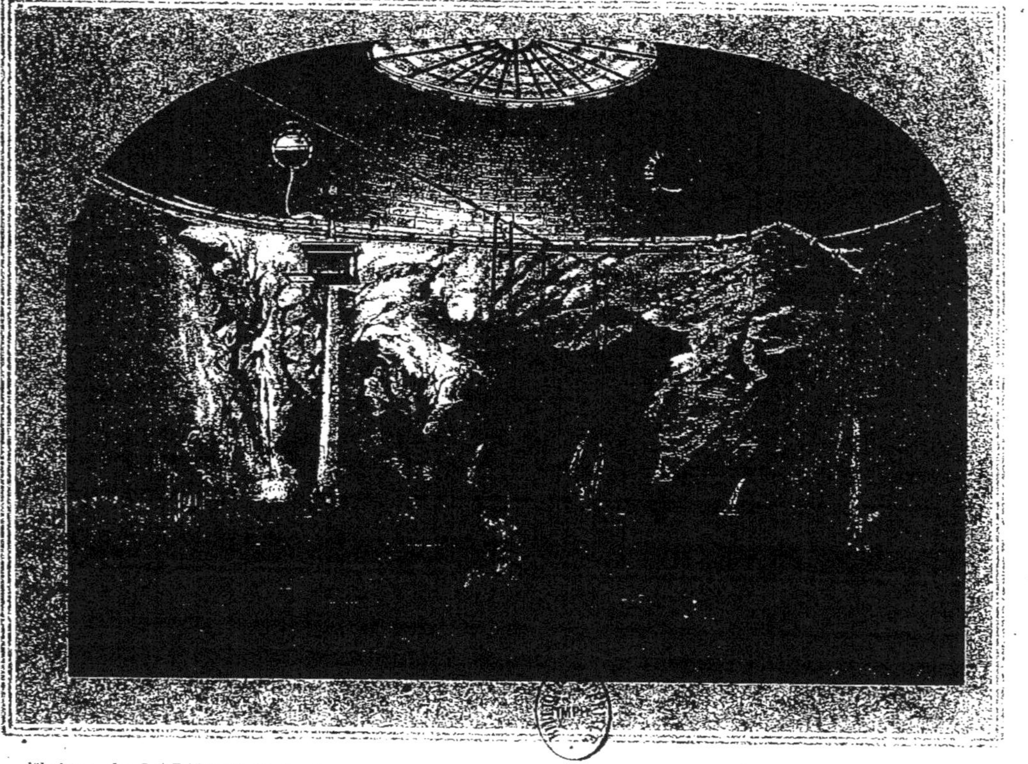

lith. et impr. chez Josh. BARDOU, fils, Perpignan. — d'après Photographie de E. Serradell.

PISCINE DE NATATION-TYPE.

mités abdominales plongées dans l'eau tempérée du bassin pendant tout le temps qu'il reçoit les effusions chaudes et froides. Il en résulte que les réactions ne se trouvent pas amoindries, tandis que les concentrations sont plus ou moins limitées, plus ou moins amorties, et par conséquent toujours inoffensives.

La piscine fonctionne d'une manière permanente; vingt-cinq personnes peuvent s'y livrer à la nage en même temps.

On trouve encore dans nos Thermes une petite piscine gymnastique, avec douche à filets multipliés, filamenteux. Elle est en marbre; a 2 mètres carrés d'étendue et 50 centimètres de profondeur; elle est principalement destinée aux enfants âgés de cinq à dix ans, atteints de diathèse scrofuleuse.

Le bain d'étuve, dit cabinet sudatoire *Matthieu*, a été restauré et perfectionné; on y respire ou on y inhale le gaz sulfureux normal, courant, s'échappant de la roche vive.

Le nouveau cabinet d'étuve, attenant à la salle d'aspiration, ne laisse rien à désirer. Il est alimenté par la source *Arago*. Sa température peut être variée de 25 à 36 degrés centigrades. Pendant que le corps reçoit la vapeur, la tête reste en dehors du foyer calorifère; le malade respire, par conséquent, une atmosphère mitigée par l'air ambiant.

Sommes-nous arrivé à la fin, le *nec plus ultrà?* Il s'agit de notre salle aspiratoire et inhalatoire type, qui porte le nom de salle *Eugénie*. Il ne nous a pas fallu moins de quinze années de travaux de préparation, d'élaboration, de fondation, pour parvenir à sa complète confection. C'est un parallélogramme ayant 12 mètres de longueur, 4 mètres de largeur et 3 mètres, 50 centimètres de hauteur. Elle reçoit la lumière et les rayons du soleil par cinq croisées, châssis en fer, ménageant des vues pittoresques et variées au dehors.

Le mobilier est en fer et en marbre blanc d'Italie. La porte est également en fer, vitrée et garnie en marbre mosaïque. Les parois sont enduites en stuc; quatre glaces en rehaussent l'éclat; à l'une des extrémités se trouve la statue du Printemps.

Quatre bouches y répandent le gaz sulfureux originel. Deux sont alimentées par la source *Amélie* et la source *Arago;* elles sont principalement destinées à l'inhalation, dans les affections laryngées et pulmonaires chroniques.

L'atmosphère de la salle est plus ou moins imprégnée d'ingrédients sulfureux. La calorification thermale peut y varier de 20 à 30 degrés centigradcs. Cette salle réunit, en un mot, l'utile et l'agréable, le commode et le monumental.

Enfin, nous espérons pouvoir bientôt couronner notre œuvre humanitaire. Cet accomplissement consiste dans l'achèvement prochain d'une galerie composée de dix cabinets de bains et de quatre douches à l'eau courante; dans la restauration et rénovation des anciennes galeries balnéatoires, et la terminaison des enjolivements des parois thermales.

AMÉLIE-LES-BAINS,
Thermes J. Pujade.

6.

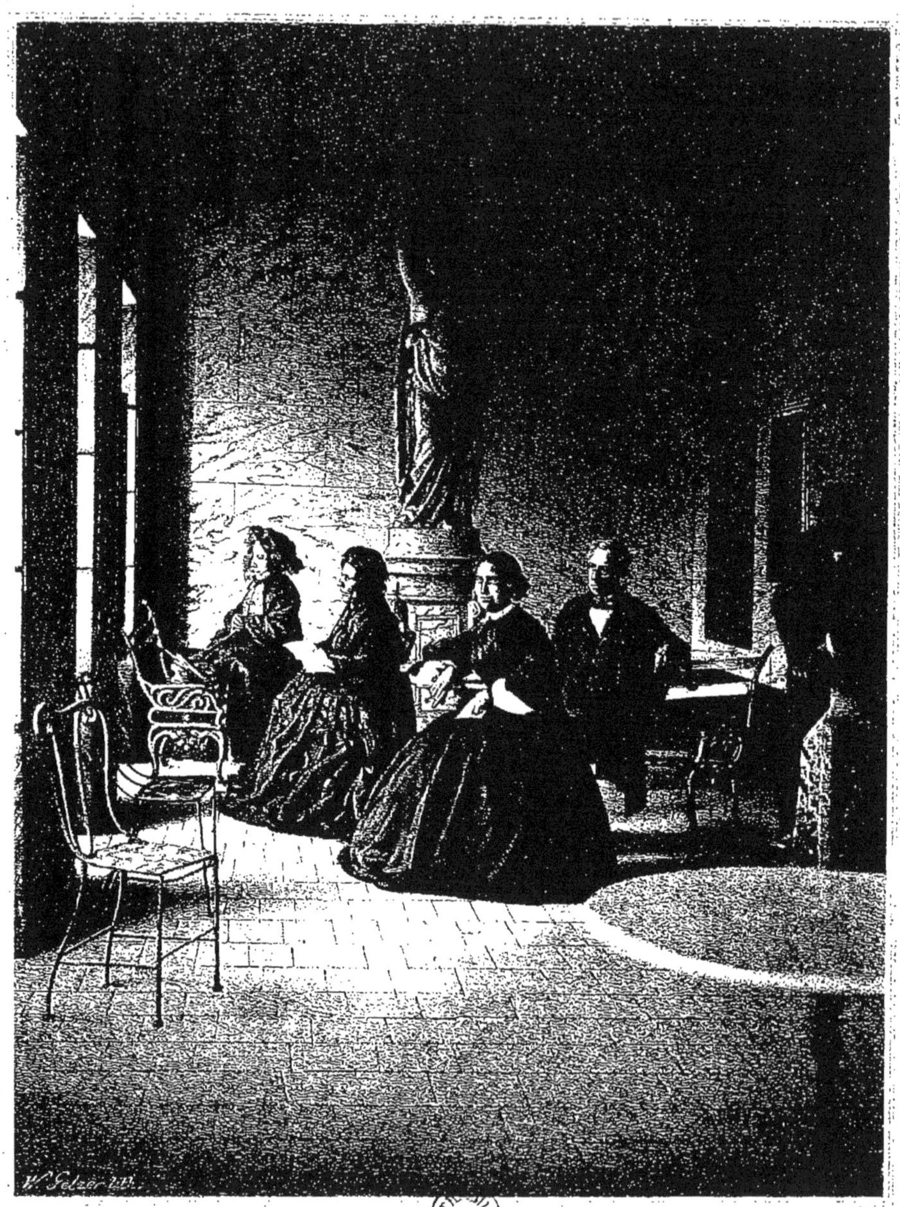

lith. et impr. chez Jos.h BARDOU, fils, Perpignan. d'après Photographie de L. Serradell.

SALLE ASPIRATOIRE EUGÉNIE.

CHAPITRE TROISIÈME.

Étiologie ; Spécimen septique ; Diathèse, prédisposition, tendance ; Manifestations morbides ; Prophylaxie ; Symptômatologie ; Séméiotologie ; Invasions, incidents morbifiques ; Diagnostique, thérapeutique ; Altérations, dégénérescences des solides et des fluides ; Troubles, désordres, interversions fonctionnelles ; Traitement médico-thermal complet, combiné, d'ensemble, préventif, curatif, palliatif, avec adjonction de divers auxiliaires, tels que l'action solaire, les substances hématosiques énumérées plus loin, etc., etc.

Nous cherchons à être concis et explicite à la fois. Nous ne cesserons de le répéter : ce n'est qu'en persévérant à toute outrance dans des études théorico-expérimentales générales, que nous pouvons arriver à la parfaite connaissance de l'unité étiologique des diathèses et des états morbides précités, ainsi qu'au *bon emploi* prophylactico-thérapeutique du soufre et du soleil.

Nous admettons un spécimen ou principe morbifique, septique, herpétique, congénital, inné ou extrinsèque, incidentel, résidant dans le sein de l'économie, ici, çà et là, partout. Nul doute que cet agent délétère, toxique, peut pénétrer dans les tuyaux sanguins, se mêler avec le sang, circuler avec le sang, et se porter avec lui, de l'intérieur à l'extérieur, à la peau, et de l'extérieur à l'intérieur, vers les organes les plus voisins d'abord et les plus profonds ensuite.

Cet élément morbifique peut être originel, héréditaire, acquis, incidentel. Il présente de notables variations aux points de sa qualité et de sa quantité. L'expérience a surabondamment démontré que cet agent peut exister dans l'économie, sans amener de manifestations morbides quelconques. Son action irritante peut être d'un côté plus ou moins lente, plus ou moins tardive; d'autre part, très-rapide, très-vive. L'expérience a prouvé que cette action irritative, existante, est augmentée, exaspérée même par l'influence de certaines substances médicamenteuses, le mercure, l'iode, les solanées vireuses, etc.

Ainsi, dans le premier cas ou première phase, le principe septique ne produit que des modifications générales ou partielles ou de tempérament, constituant les divers *états diathésiques:* herpétique, scrofuleux, arthritis, syphilis, scorbutique. Ces états diathésiques ou prodromiques, consistent dans une débilité générale de l'organisme, d'inanition sanguine, faiblesse du pouls, pâleur de la peau, flaccidité musculaire, souffrances hématosiques, perte d'appétit, exanthèmes, gonflements glanduleux et autres tendances accidentelles.

Ici finissent les prolégomènes de mouvement morbifique; ici commencent les indications d'appropriation prophylactico-thermale. Il y a nécessité, urgence, de se rendre dans la station où se trouvent réunis les avantages du climat et des eaux sulfureuses. Dans tous les pays, on a reconnu qu'il vaut mieux prévenir que guérir; d'autre part, la médication préventive est faite, il ne s'agit que d'arriver à une bonne application.

Non, il ne suffit pas de signaler que l'influence curative des séjours du Midi, se borne à conjurer les prédispositions et à combattre les premières manifestations d'une phthisie pulmonaire. Il faut être plus clair, plus explicite. Disons donc que les premières manifestations ou prodromes morbides, sont un indice certain du séjour de l'élément septique dans de faibles proportions, et qui n'a pas encore de demeure fixe.

Notre médication combinée réunit les conditions de succès nécessaires pour remplir les diverses indications préventives : celles de neutraliser, d'annihiler le susdit élément; de modifier avantageusement la constitution de l'individu; de prévenir, éviter, tout ce qui peut contribuer à la production ou augmentation de la cause morbide elle-même, ou de porter atteinte à la viabilité du prédisposé.

Les diathésiques boiraient deux verres d'eau sulfureuse de la source *Chomel* par jour; prendraient six bains de piscine par semaine; ils feraient alternativement usage du sirop dépuratif végétal et des pilules hématosiques. Leur alimentation se composerait principalement de viandes rôties ou grillées, bœuf, mouton, volaille, gibier; de vin de Bordeaux ou de nos collines, aux repas. Exercice modéré au milieu du jour, en plein midi. La saison prophylactique aurait, en moyenne, une durée de quarante jours.

Il se présente une deuxième catégorie de diathésiques, qui, quoique au fond identique à la première, ne s'en distingue pas moins par les circonstances incidentelles capitales qui en dérivent. En effet, durant la première stade, tout s'était borné à de très-minimes évolutions générales, à de légères manifestations extérieures, efflorescences, exanthèmes passagers, coryzas, gonflement des amygdales, rougeur des paupières, états fluxionnaires aux lèvres, au nez, aux oreilles, aux gencives, etc., ainsi que cela a été déjà dit; c'est que le spécimen morbifique n'avait pas encore pris une qualité irritante suffisante, ou qu'il ne s'était pas encore présenté aucune des causes de fixité.

Les sujets appartenant à la deuxième catégorie, offrent, au contraire, des états irritatifs, fluxionnaires, phlegmasiques fixes, plus ou moins intenses, en un mot, de longue durée ou chroniques. Tout prouve que l'agent a pris le vrai caractère acrimonieux, vireux, herpétique; qu'il a affecté, tour à tour, le système muqueux extérieur et intérieur, les organes profonds, le poumon, le cœur, le foie, le mézentère, etc.

L'invasion morbide, générale, complète, est faite. Les états maladifs ou accidents qui s'y rattachent sont innombrables. Ils ne sauraient être plus significatifs. En effet, que les praticiens symptômato-sémiologistes en viennent à des recherches, à des explorations sérieuses, et ils ne tarderont pas à reconnaître la vraie solution de la grande question en litige : *l'identité de la cause* et *l'analogie des effets.*

Nous n'irons pas plus loin à ce sujet : nous nous contenterons d'énumérer les cas morbides de la série dont il s'agit. Ces accidents ou effets sont originels ou directs. S'y trouvent compris : les irritations, sub-irritations, phlegmasies, fluxions chroniques, oculaires, nazales, laryngées, bronchiques, pharyngées, gastriques, intestinales, vésicales, urétrales, vaginales, utérines; les douleurs rhumatismales ou arthritiques, mobiles ou fixes, internes ou organiques, externes musculaires, articulaires, nerveuses; les érythèmes, exanthèmes, efflorescences, éruptions à la peau, comme pustules, pétéchies, vésicules, taches, rousseurs, prurigineuses, douloureuses, squammeuses; des intumescences, des gonflements des glandes, des articulations.

Voilà la diagnostique; voici la thérapeutique. Nous ne saurions dévier de la médication sulfureuse, combinée d'ensemble et accréditée depuis un long laps de temps dans notre station. Ainsi que nous l'avons avancé, l'agent sulfureux en fait la base, soit au point de vue prophylactique, soit au point de vue thérapeutique.

Ainsi, il est un spécimen qui prédispose, qui crée le mal; il en est un autre qui neutralise, qui annihile la cause morbifique, qui en prévient ou en détruit les effets. Conséquemment, les indications curatives ne sont pas seulement sensibles, elles sont évidentes. D'autre côté, l'expérience a constaté la puissance des sulfureuses pyrénéennes dans les traitements des catarrhes bronchiques, des catarrhes utérins et autres, avec manifestations herpétiques plus ou moins prononcées [1].

Thérapeutique hydro-sulfureuse.—Le traitement thermal que nous avons adopté, consiste dans le triple emploi des eaux ou de la vapeur, par les voies cutanées, respiratoires et digestives. Une portion du principe sulfureux est retenu dans l'économie, se dissémine, se répand plus ou moins vers les diverses parties internes, ce qui doit nécessairement avoir, pour résultat, sa rencontre, sa contiguité, son mélange avec l'agent acrimonieux répandu ou accumulé dans le sein de l'économie. Ainsi, nul doute que le siége de l'agent morbide, comme celui de l'agent curatif, est général; nul doute, aussi, que c'est au contact immédiat, à la rétention plus ou moins prolongée de l'élément sulfureux dans le corps, que nous devons la neutralisation, l'extirpation de l'agent morbifique. Tout le monde comprendra que dans les états morbides dont il s'agit, l'application générale du remède devient nécessaire, indispensable.

Soyons explicite. Nous sommes loin d'attaquer en rien

[1] On cite Cauterets, Bagnères-de-Luchon, Aix-en-Savoie, Enghien. Voir la *Gazette des Hôpitaux civils et militaires*, nº 138, novembre 1857. Nous saisissons cette occasion pour rappeler ici que, depuis 1846, nous obtenons dans notre établissement thermal les mêmes résultats contre les mêmes états morbides.

que ce soit l'emploi partiel ou local des sulfureuses thermales, soit à l'état liquide ou gazeux, soit à l'état pulvérulent ou moléculeux. C'est bien là appliquer *le remède sur le mal*, ainsi qu'on le répète aujourd'hui. La question nous paraît facile à résoudre. Les sources dégagent, dès leur sortie du sein de la terre, de la vapeur sous la forme de brouillard, qui se résout en eau; elles exhalent en même temps une odeur sulfureuse caractéristique, et on peut voir aux points de leur émergence, les preuves matérielles de la présence de ladite substance.

L'eau sulfureuse peut être divisée artificiellement, mise sous les formes poudreuse, moléculeuse, vésiculeuse et gazeuse.

Nous appliquons sur les parties malades, telles que les fosses nazales, le larynx, les bronches, l'estomac, le vagin, etc., l'eau et la vapeur naturelles; l'eau de la source *Pascalonne*, l'une des plus riches en ingrédients sulfureux, employée en lotions, en injections, en jets et en pluie fine. Cette médication locale, plutôt externe qu'interne, plus ou moins prolongée, est souvent profitable et jamais offensive.

Disons le fin mot : les traitements thermaux partiels, locaux, ne guérissent point les maux ou accidents diathésochroniques, produits et entretenus par un élément septique, virulent, disséminé dans l'économie. Or, la cause étant générale, permanente, la médication curative doit nécessairement l'être à son tour.

Nous croyons que celle que nous signalons depuis vingt ans, réunit les conditions voulues de généralité, de concours et d'ensemble. Nous débutons par l'emploi des eaux et de la vapeur à faibles doses, et nous allons croissant graduellement, jusqu'à ce qu'il ne reste plus de doute sur l'opportunité d'un traitement complet.

Nous n'entrerons pas dans de minutieux détails à ce sujet. Nous nous contenterons de dire que tout prouve que l'air et l'eau sont les tempérants naturels du principe sulfureux. Tout démontre que, pour être complétement inoffensif, cet élément doit être mitigé, lorsqu'il est administré intérieurement. D'autre part, l'expérience a constaté, que, respiré à doses plus ou moins minimes, on peut non-seulement en prolonger indéfiniment l'usage sans aucun danger, mais encore que ce mode est le seul propre à en favoriser l'absorption, la pénétration dans le torrent circulatoire et la rétention ou demeure dans le sein de l'économie.

Voici la méthode qui nous a paru se rapprocher le plus de celle de la nature, et qui nous a le plus souvent réussi.

Nous débutons par les eaux de la première buvette, source des *Nerfs,* source *Pectorale,* source *Bouis,* à la dose d'un verre par jour. On gradue insensiblement jusqu'à deux verres, un le matin, à jeun ; l'autre, de trois à quatre heures du soir. Vers le dixième jour, les eaux ayant *bien passé,* le malade les remplace par celles de la deuxième buvette, sources *Chomel, Bouillaud, Desgenettes, Larrey;* il augmente peu à peu la dose, jusqu'à ce qu'il ait atteint celle de quatre verres par jour, deux le matin et deux le soir.

Même mode gradué dans l'administration successive, simultanée des bains, douches et vapeurs. Les malades commencent aux cabinets de bains et douches de la galerie des *Dames;* passent ensuite à ceux et celles de la grande galerie; puis finissent leur traitement aux piscines, aux salles et salons aspiratoires et inhalatoires, et, enfin, aux cabinets d'étuve ou de sudation. Telle est notre manière d'employer l'eau et la vapeur sulfureuses dans les états morbides chroniques que nous avons signalés plus haut, même lorsqu'ils sont très-avancés, et réputés incurables.

Je défends d'aller plus loin, touchant les innovations et perfectionnements à introduire dans l'application des thermales sulfureuses, fût le défi que nous porta, il y a peu de jours, l'un de nos savants experts en cette matière. Nous avons déjà prouvé que nous n'en étions pas à la fin des fins. Toutefois, nous n'en croyons pas moins avoir accompli quelques-unes des tâches profitables au public, que nous nous étions imposées. Ainsi, nous croyons pouvoir annoncer, comme complétement résolues, les grandes questions climatéro-thermales, savoir :

1o L'emploi continu des eaux pendant les quatre saisons, principalement durant celle d'hiver, contre les maladies chroniques qu'on est habitué à y combattre pendant l'été. En effet, c'est à tort qu'on a persisté jusqu'ici à considérer la saison estivale comme étant la plus favorable à l'emploi des sulfureuses. L'expérience nous a surabondamment démontré qu'elles sont plus énergiques et plus efficaces pendant la période hyémale. Il est évident que la désulfuration des eaux se trouve amoindrie dans nos Thermes durant la froide saison, ainsi que les déperditions de cette substance qui peuvent s'effectuer par les voies cutanées. Ajoutons que les baigneurs d'hiver paraissent avoir été mieux conseillés que ceux d'été : ils sont dociles, sentent le besoin de guérir, y prolongent leur séjour indéfiniment.

2o L'influence prophylactico-thérapeutique du concours simultané des eaux, du doux climat, et divers autres auxiliaires médicinaux afférents à notre médication générale, combinée, d'ensemble. Nous n'avons pas à revenir sur les appréciations et les appropriations des eaux au double point de vue prophylactico-thérapeutique. En ce qui concerne les influences accessoires, nous rappellerons que, par suite des précautions voulues, la température intérieure de la maison thermale s'y maintient douce, convenable, en hiver, et quoique l'air s'y renouvelle sans cesse, ce qui la met en harmonie avec celle du dehors, et prévient par conséquent les mauvais effets des brusques transitions de température que l'on à constatées dans les pays chauds. Le calorique que dégagent les sources, devenu libre, entretient dans les galeries, les salles et les appartements en face du midi, une atmosphère légèrement sulfureuse, tempérée et humide, plus ou moins analogue à celle que prescrivent incessamment les médecins hydrologistes les plus avancés [1].

Toutes les conditions de constance et de régularité climatéro-hyémale, se rencontrent dans notre modeste zone thermale. L'abritement est complet, très-peu de vent et jamais de la poussière; la température est plus élevée que celle des bords du Tech; la vie végétative y est plus active, phénoménale; les arbres sont très-vigoureux et très-développés, dégageant plus d'azote que d'ordinaire; l'air y est plus revivifiant. Les rayons bienfaisants de l'astre du jour, que les émigrants viennent y chercher de très-loin, y ont un libre accès aux jours les plus courts, depuis midi jusqu'à deux heures et demie du soir; enfin, les malades qui ne peuvent pas sortir, peuvent recevoir, sans ombre, la vivifiante calorisation solaire, dans leurs chambres, pendant la susdite période [2].

(1) Les docteurs Prosper de Pietra-Santa et Constantin James. Voir les divers mémoires sur les climats du Midi de la France, insérés dans la *Gazette des Eaux*, le *Guide pratique aux Eaux minérales de France, d'Allemagne et d'Italie*, etc.

(2) Tout est relatif, et en toutes choses, il est bon de savoir s'arrêter à point; c'est-à-dire, qu'il reste beaucoup à faire pour arriver à une bonne appropriation du soleil, au point de vue de son influence hyémale sur les émigrants, qui le recherchent avec prédilection, quelquefois même avec une convoitise effrénée. On comprendra, à l'avance, combien il importe que les étrangers qui fréquentent notre intéressante résidence climatéro-

En attendant mieux de l'intervention administrative et de notre prochaine révision à cet égard, nous ajouterons que nous avons adopté pour base, dans l'application des rayons solaires, non-seulement la tempérance, la modicité, mais encore la progression insensible. Tout le monde sait que l'action du soleil n'est pas toujours inoffensive chez les personnes bien portantes. Les observateurs anciens et modernes

thermale, y trouvent, non-seulement des médecins capables de bons et utiles conseils hygiéniques, mais encore des administrateurs dévoués au bien public, et assez intelligents pour concourir, en ce qui les concerne, aux innovations et perfectionnements propres à la rendre le plus profitable possible à l'humanité. En effet, il n'est pas exact de dire que la partie haute du village « se trouve dans l'ombre d'une montagne élevée; qu'on a créé, à la partie basse, des maisons neuves plus confortables, plus appropriées aux habitudes des personnes du Nord, et surtout mieux exposées à l'action salutaire du soleil; qu'elle est déjà plus considérable que l'ancienne; qu'il y a de l'air et de l'espace; qu'elle est choisie de préférence par les familles étrangères; qu'enfin, *les malades, en hiver, ont besoin de sentir le soleil, et qu'ils le réclament incessamment.* »

Nous espérons que nos lecteurs trouveront, dans ce que nous avons déjà signalé sur l'appropriation hyémale de l'astre solaire dans notre station thermale, la réfutation complète des renseignements précités. Au surplus, il nous suffira d'avoir prouvé que nous avons fait d'énormes sacrifices pour parvenir à la réalisation de notre vaste et difficile projet, et sans que nous ayons jamais été secondé par l'Administration départementale. Mais, ce qui est surtout démontré, c'est que l'évolution restauratrice et créatrice que nous traversons à cette heure, laisse beaucoup à redire. Rien n'a été fait pour ménager l'occasion d'ouvrir une large voie à partir de la portion basse du village aux établissements thermaux, et une seconde rue de l'est à l'ouest. D'autre part, on voit de petites et vieilles maisons accumulées, soit autour des forges, soit entre les quelques belles maisons nouvellement construites, et puis, la classe ouvrière, de les mal restaurer, lesdites maisons, et d'en bâtir de nouvelles, sans chercher à prévenir ni à restreindre les nombreuses difficultés hygiénico-solaires. Aussi, y voit-on déjà figurer des maisonnettes mal espacées, sans façades méridionales, se masquant les unes les autres, interceptant même les rayons solaires, dont le propriétaire voisin venait de s'aménager l'influence salutaire.

reconnaissent que les effets de l'insolation prolongée, sont très-redoutables sur les personnes prédisposées aux évolutions congestives du sang et autres fluides. Tous s'accordent pour que les émigrants se rendent dans les stations hivernales au début de la maladie chronique pulmonaire.

D'autre part, nous pourrions citer de très-estimables et savants confrères, qui croient à la conjuration des manifestations diathésiques de ladite maladie, tandis qu'ils déconseillent la pérégrination climatérique, lorsque la tuberculisation est faite.

Puis, de s'appesantir, comme leurs devanciers, sur les avantages du séjour des phthisiques dans les pays méridionaux pendant l'hiver; sur la subdivision de ces mêmes stations, en celles du littoral même et celles des collines. Les premières, plus favorables aux cas de phthisie, avec prédominance lymphatique; les secondes, plus appropriées aux tubercules avec éréthisme. Enfin, viennent les appréciations comparatives des stations d'*Hyères*, de *Cannes*, de *Nice*, de *Menton*, etc.; en un mot, l'érection de ces mêmes résidences hyémales en autant de climats, ayant seuls la puissance de prévenir et de guérir la phthisie pulmonaire.

Tels sont à peu près les documents et enseignements qu'on fait dériver des recherches et tentatives auxquelles on se livre, depuis quelque temps, sur l'influence comparative ou relative de la calorification hyémale des résidences susdites, comme moyen prophylactico-curatif dans les maladies chroniques de la poitrine.

A Dieu ne plaise que nous émettions le moindre doute, quant à la véridicité et à la valeur de ces documents. Nous espérons même qu'en temps plus opportun, lorsqu'il sera mis plus d'à-propos, plus d'harmonie, plus d'ensemble dans les études expérimentales, locales, générales, internationales dont il s'agit; lorsque notre malheureuse résidence thermo-hyémale sera parvenue à se mettre au-dessus du vent; qu'elle sera arrivée à ses fins; en un mot, qu'elle aura été reconnue, classée, protégée, mise, enfin, au rang des autres stations climatériques précitées : Hyères, Cannes, Nice, Menton, Montpellier, Pau, etc., etc., Amélie obtiendra la priorité.

Tout le monde nous comprendra. La question a changé de forme et de fond. Nous renonçons d'office à toute discussion. C'est dire, que nous n'allons pas encore planter nos choux; c'est dire, qu'en attendant que la lumière se fasse sans encontre, nous persisterons à recueillir tous les documents, tous les faits propres à mettre au grand jour et à faire valoir les avantages prophylactico-thérapeutiques que présente notre station climatologique d'hiver.

Ainsi, nous venons exposer, que, dans le courant de l'année 1843, nous avons écrit ce qui suit : Que l'emploi de la vapeur sulfureuse à l'intérieur remonte à une époque fort ancienne; que Galien envoyait ses phthisiques en Sicile, pour respirer auprès des volcans le gaz hépatique qui s'en exhale. L'air qu'on respire à Ax, dit Pilhes, est un remède pour les personnes menacées ou attaquées d'asthme ou de phthisie. Cet auteur ajoute n'avoir jamais observé de cas de cette maladie, soit à Ax, soit à Bagnères-de-Luchon. Chaussier, Anglada, Patissier, Despines et autres médecins distingués ont reconnu au gaz acide-sulfhydrique une action sédative et calmante dans l'asthme spasmodique et dans la phthisie au premier degré, lorsque ce gaz n'existe dans l'air que dans de faibles proportions. Enfin, nous pouvons certifier, que, depuis environ trente ans que nous visitons des malades aux Bains près d'Arles, nous n'avons vu aucun cas de phthisie pulmonaire parmi les habitants de la partie supérieure du village où surgissent les nombreuses sources sulfureuses du lieu, et nous avons même observé que les accès d'asthme y perdent de leur intensité.

Il résulte donc de l'observation clinique, que le gaz acide-sulfhydrique, mélangé avec l'air atmosphérique, jouit d'une vertu spéciale dans certaines affections chroniques de poitrine; il en ressort encore que ce gaz calme, assouplit lesdits conduits, modifie avantageusement l'état catarrheux, et prévient sa conversion en phthisie.

Mais on ne saurait trop le rappeler : pour obtenir un heureux résultat, il faut ne faire respirer le gaz dont il s'agit que mitigé avec de l'air ambiant, c'est-à-dire, dans des proportions très-minimes et d'une manière graduée. L'introduction de ce fluide dans la poitrine, au moyen d'un tube et sans mélange, ne saurait convenir. Il fallait donc chercher un meilleur mode de faire usage de ce moyen précieux. Voici celui qui nous a paru le plus rationnel.

Deux chambres commodes, ayant vue à la campagne, ont reçu le nom de chambres sulfuraires. Le gaz y pénètre au moyen d'un tuyau, à l'extrémité duquel est adapté un robinet, afin de pouvoir, au besoin, en augmenter ou en diminuer la quantité. L'air s'y renouvelle sans cesse, par une ventouse pratiquée au-dessus de la croisée. Par ce double courant, on obtient une mixtion plus parfaite des deux fluides, ainsi qu'une rénovation suffisante de gaz oxygène. La vapeur sulfureuse n'y entre d'abord que dans de faibles proportions; puis, on en augmente la dose d'une manière graduée; enfin, le malade soumis à ce traitement, respire cet air sulfuré, instantanément ou continuellement, suivant les prescriptions du médecin et l'effet qu'il en éprouve (1).

(1) Voir la *Notice sur les nouveaux Thermes d'Amélie-les-Bains*. Brochure in-8°. Perpignan, imprimerie de Mlle A. Tastu. 1843.

Les divers perfectionnements et innovations que nous avons introduits ou annexés dans le but de constituer notre station climatéro-sulfureuse, telle que nous l'avons comprise, soit au point de vue topographique, soit au point de vue hygiénico-thérapeutique, sont complets. En effet, nous pouvons démontrer, que, vers la fin de l'année 1846, nos études expérimentales avaient eu pour résultat la découverte du bon emploi du principe sulfureux, c'est-à-dire propre à prévenir et à combattre les états morbides, dits: diathéso-herpétiques, diathéso-arthritiques, catarrheux, syphilitiques, etc.; la création et la régularisation de la température ou calorification hyémale de l'édifice thermal, dix degrés centigrades en moyenne, laquelle calorification intérieure émane du calorique qui s'exhale du griffon des sources, captées dans les constructions mêmes; de la vraie appropriation de la température extérieure ou climatérique chez les émigrants, menacés ou atteints de phthisie pulmonaire. Ici, et nous en convenons tout d'abord, nous nous trouvons en face du point le plus ardu de la question hyémale. Nous croyons nous être suffisamment expliqué à cet égard. Nous voulons dire que nous avons cherché et chercherons à retirer tout le bien auquel la médecine peut prétendre, se rattachant à l'influence des rayons solaires. Mais, c'est dire aussi que nous tenons avant tout qu'il soit reconnu que l'élément sulfureux fait la base de notre médication climatérique d'hiver; qu'il possède des vertus neutralisantes, dépuratives, désinfectantes, pour prévenir, combattre ou enrayer seul les diverses nuances morbides, dérivant de l'état diathésique, acrimonieux, comme dartres, rhumatismes, scrofule, scorbut, catarrhes, syphilis, ictère, calcul, diabète, albuminerie, etc.; tandis que la chaleur du soleil, la douceur du climat, la calorification

thermale de l'établissement, ainsi que celle qui émane des bonnes alimentations, dites calorifications hématosiques, ne sauraient être considérées autrement que comme les divers autres moyens secondaires ou adjuvants, que nous avons adoptés pour venir en aide au vrai spécifique du spécimen diathéso-septique, soit pour en augmenter le double effet, soit pour remplir des indications d'ensemble, soit pour modifier, régulariser, en un mot, bien appliquer, pendant la saison d'hiver, notre médication thermo-sulfureuse, combinée de manière à la rendre le plus profitable possible à tous, c'est-à-dire, générale, internationale.

Nous voici arrivé à la question touchant les adjuvants des eaux. De tout temps on a associé leur emploi avec celui de certains agents thérapeutiques. Bordeu, dont l'autorité ne saurait être plus grande en fait d'hydrologie minéro-thermale, Poux, Ravillart et autres auteurs, ont reconnu les avantages de cette médication combinée. On fait à Bade des applications de ventouses pendant qu'on est dans le bain. A Carlsbac, Stachalberz et autres Bains, on met les malades au régime du petit-lait en bain et en boisson, que l'on regarde comme un très-puissant auxiliaire des eaux. Enfin, les frictions brusques, le massage, la flagellation, etc., font partie du traitement aux établissements de Bourbonne-les-Bains, d'Aix-en-Savoie, d'Enghien, etc.

L'action thérapeutique des sulfureuses est donc susceptible d'être modifiée, accrue ou atténuée, par l'influence de certaines substances médicamenteuses. Un célèbre praticien déjà cité, avait obtenu le plus heureux succès de l'emploi simultané, combiné, des anti-syphilitiques et des eaux. Nous avons retiré les mêmes avantages de cette coopération médicative, dans des cas de dégénérescence vénérienne.

Ainsi, nous croyons, qu'à cet égard, nous avons été plus

loin que nos devanciers. Nous croyons, surtout, avoir établi notre nouvelle médication auxiliaire d'une manière plus rationnelle, plus approfondie, plus expérimentale. Nous le répétons : nous n'en sommes point au *sui generis,* à l'idiosyncrasisme. Notre méthode médico-thermale générale, combinée, adjuvante, est constituée, accomplie. Comme nous l'avons avancé, le soufre en fait le fondement; l'influence du doux climat et celle des calorifications thermale et hématosique, sont des auxiliaires indispensables. Le premier agit comme neutralisateur et extirpateur de l'élément acrimonieux et comme puissant modificateur des états diathésiques précités; les seconds, comme révivifiants, régénérateurs des forces animales et vitales.

Enfin, se présentent divers autres accessoires hygiéniques ou médicamenteux, qui, quoique restés jusqu'ici dans l'ombre, ne nous paraissent pas moins susceptibles de fixer plus tard l'attention des praticiens. C'est que, jusqu'à ce jour, nous n'avions pas eu l'occasion de faire connaître nos dernières vues à ce sujet. Aussi, pouvons-nous reprendre les choses de plus haut, ce qui contribuera à nous faire arriver plus tôt à la solution définitive des principales questions de notre nouvelle doctrine.

Ainsi, en attendant les discussions qui peuvent surgir sur ces points ardus de la science médico-thermale d'hiver, nous consignons, ici, que nous admettons, en ce qui concerne la médication adjuvante, l'unité prophylactico-thérapeutique dans l'interminable série d'états morbides, accidents, incidents, originels, diathésiques, chlorotiques, anémiques, dyspepsiques; tous ceux, en un mot, qui succèdent à des manifestations morbides plus ou moins évidentes, qui ne peuvent laisser le moindre doute sur la présence, l'action, dans l'économie, d'un ferment ou levain septique compa-

rable, nous dirons même identique au virus *herpétique*. Cette catégorie comprend les gencivites, les amygdalites, les laryngites, les pharyngites, les bronchites, les gastrites, les gastralgies, les entérites et autres irritations actives ou passives des muqueuses vaginales, vésicales, urétrales, utérines, etc., ou, enfin, résultant de dégénérescences, de transformations, de décompositions des fluides ou des solides, tels que boulimie, diabète, albuminerie, gravelle, calcul, et autres concressions tophacées, comme dartres rebelles, rongeantes, ichoreuses, tuberculeuses, lèpre, plique: mérycisme, carie des vertèbres (mal de pott); ulcères cancéreux, fistuleux: meléna, carreau, lientérie; engorgements, ramollissements : anasarque, anévrisme, hypertrophie du cœur, phthisie pulmonaire, phthisie laryngée, blennorrhée, leucorrhée purulentes, reconnues de nature dartreuse, etc., etc. Viennent, ensuite, les diverses unités qui se rattachent à notre doctrine médico-thermale d'hiver, étiologique, diathésique, diagnostique, préventive, curative, palliative. Elles en forment les bases; constituent un tout, lequel peut être modifié, mais non individualisé.

Nous voici arrivé à l'appréciation, à l'appropriation, à la coopération de la médication adjuvante. Ainsi que nous l'avons déjà signalé, elle consiste dans la chaleur climatérique ou solaire, dans la caléfaction ou l'attiédissement de l'intérieur de la maison; en une alimentation réparatrice, composée de viandes peu cuites, rôties ou grillées; en bon vin, et l'abstention de salaisons, de préparations mercurielles, iodurées et autres substances irritantes. Il faut éviter les fatigues, les relations débilitantes, les déperditions, comme cautères, suppurations permanentes; faire usage des pilules hématosiques et dépuratives, formées de: extrait de *Cardamine chelidonia,* Lin., 6 grammes, lactate de fer, 4 grammes, bicarbonate de soude, 3 grammes, quatre par jour, une heure avant les repas; du sirop dépuratif végétal, préparé avec les extraits des principales crucifères pyrénéennes : *Cardamine chelidonia*, Lin., *Sisymbrium nasturtium*, Lin., *Erysium officinale*, Lin. (dit le *Velar*), *Cochlearia officinalis*, Lin., *Menyanthes trifoliata*, Lin. [1]; emploi d'un apozème antipyrétique et pectoral, composé de deux gros de quinquina, de quelques escargots, d'une datte et d'une pincée de cresson de fontaine, et de cigarettes qu'on prépare avec les feuilles et les fleurs desséchées de *Velar*, de *Menyanthe*, de l'*Arnique*, de *Lierre terrestre*, de l'*Hysope*.

Telle est la médication adjuvante aux sulfureuses que nous avons adoptée. Avons-nous été compris? Nous ne défendons pas la spécificité des eaux d'une manière absolue. Nous avons dit qu'il faut leur influence, pour conjurer les prédispositions morbides dénommées plus haut; que la calorification seule du climat ne prévient ni guérit les phthisies pulmonaires, les leucorrhées, les autres affections catarrheuses rebelles, ayant pour cause le ferment diathéso-herpétique. Mais, d'autre côté, nous croyons avoir suffisamment signalé tout le parti que nous avons tiré jusqu'ici de la coopération, du concours de la douce et moyenne température des saisons hyémales dans le traitement prophylac-

(1) Les plantes de la famille des crucifères, contiennent du soufre. Dans tous les pays, les cressons sont en vogue, recherchés, comme aliment sain et comme dépuratif. Le *Velar officinal* a toujours été employé comme pectoral; on l'a appelé : *Herbe aux chantres*, parce qu'on lui attribuait la vertu d'éclaircir la voix. La *Cardamine chelidonia*, Lin., *latifolia*, Decandole, n'avait jamais figuré dans les ouvrages de matière médicale. Nous l'employons, avec succès, en sucs et extraits, depuis 1808, comme hématoso-pectoral. Les escargots contiennent également du soufre.

tico-thérapeutique des états morbides plus ou moins rebelles dont il s'agit.

Ainsi, nous nous empressons de répéter, que nous envisageons l'influence climatéro-solaire, comme le meilleur des auxiliaires dans les souffrances hématosiques, la chlorose diathésique, l'asthénie; comme équipondérante à l'influence thermale, c'est-à-dire, allant de pair avec elle, se donnant la main comme deux sœurs. Nous n'avons pas seulement cru affirmer notre opinion personnelle à cet égard; nous l'avons posée en fait accompli, lorsque nous avons attribué les succès obtenus dans notre résidence, aux avantages dérivant de la douce température hivernale dont on y jouit, ce qui permet de prolonger indéfiniment la médication des sulfureuses; d'assurer l'absorption et la rétention de cet élément médicamenteux dans l'économie; d'arriver, en un mot, à son bon emploi contre la série des accidents précités.

Il résulte donc de ce qui vient d'être exposé, que, non-seulement, l'unité des deux médications sulfuro-adjuvante se trouve réalisée; mais il en ressort, également, que nous sommes parvenu à modifier, à régulariser les appropriations de la seconde, de manière à en retirer tout le parti qu'on est en droit d'espérer dans des conditions hygiéno-thérapeutiques semblables.

Ainsi, nous établissons, en principe, que la température de l'intérieur de la maison thermale, doit être modérée, c'est-à-dire, concorder, s'adapter, s'harmoniser avec la température ambiante. Or, cette équilibration, nous l'avons obtenue. Il résulte de nos expérimentations, qu'elles présentent, en moyenne, une différence hyémale de quatre à cinq degrés centigrades.

Viennent les appropriations comparatives de température

extérieure : la question est plus complexe. Il faut venir de plus haut pour en obtenir la solution; celle de prouver que la résidence médico-hyémale d'Amélie-les-Bains, réunit toutes les conditions voulues chez les émigrants menacés de phthisie pulmonaire. Mais on s'appesantit de plus en plus sur les avantages du séjour des phthisiques dans les pays méridionaux pendant l'hiver, et sur l'utilité de faire cette émigration le plus tôt possible au début de la maladie. D'autres observateurs ne conseillent pas la caléfaction, lorsque la diathèse tuberculeuse est manifeste. Il en est qui la proposent au point de vue de conjurer les prédispositions et les premières manifestations de l'affection chronique.

Nous croyons être plus explicite : nous publions, depuis vingt ans, les avantages que la médecine peut retirer de l'application simultanée des sulfureuses, et de la douce température climatologique. D'autre côté, nous avons essayé de justifier nos opinions à cet égard.

Nous dirons, tout d'abord, que notre double médication s'est effectuée dans toutes les saisons, et qu'elle a été toujours conseillée aux trois points de vue de prévenir, de guérir, d'enrayer ou de pallier le mal. Nous rappellerons, surtout, que notre principal but a constamment été d'appliquer le remède dès l'apparition des premiers symptômes morbifiques, non-seulement se rattachant à la phthisie pulmonaire, mais encore à tous les accidents dits diathésiques.

Mais tout n'est pas dit; les questions principales se présentent sous un point de vue différent. C'est qu'il s'agit de combattre directement une cause unique, de nature plus ou moins septique, plus ou moins virulente; en un mot, tout-à-fait identique à celle du virus dartreux.

Qui veut la fin veut les moyens. Nous ne saurions nous écarter des principes émis concernant les doubles appropriations ou applications climatéro-sulfureuses dans les divers états morbides cités plus haut.

Ainsi, nous répéterons que le climat seul ne peut guérir, ni préserver les phthisiques; qu'il faut le concours des eaux et de la vapeur, combiné à celui d'une douce chaleur ambiante et de divers autres adjuvants, soit pour conjurer le mal aux premières manifestations, soit pour le combattre ou l'enrayer dans sa marche ou son développement. Nous rappellerons, aussi, que l'expérience a surabondamment prouvé que le principe diathéso-septique s'adresse presque toujours aux muqueuses internes, aux glandes et à la peau; que nous voyons très-souvent des personnes du sexe prises de catarrhes pulmonaires, vaginaux, utérins, dont rien n'avait pu les débarrasser, guérir radicalement en recourant à la médication thermale; qu'on observe, tous les jours, des dartreux présentant un eczéma des lèvres ou de l'orifice du nez, avoir, plus tard, un coryza chronique, une ozène, s'étendant dans toutes les infractuosités des fosses nazales; que des sujets herpétiques, cessant d'avoir cette affection à l'extérieur, *rétrocession*, ont présenté, tout-à-coup, des symptômes de lésion des muqueuses gastrique, intestinale, bronchique, vaginale, tandis que d'autres individus, atteints d'affection catarrheuse intérieure héréditaire, en ont été délivrés par suite d'une métastase ou déplacement du principe herpétique vers la peau; enfin, on sait, aujourd'hui, que l'herpétisme ou le léprosérisme, est le fléau morbifique le plus étendu, et d'autant plus redoutable, qu'il coïncide, s'identifie, coopère avec l'accident catarrheux.

A Dieu ne plaise que nous ayons la prétention de proclamer une méthode, une doctrine médico-hydrologique nouvelle, générale ou locale (application du remède sur le mal). Nos recherches, nos perfectionnements, n'ont d'autre but que celui de préciser et de constater la triple efficacité préventive, curative et palliative des eaux sulfureuses, et du doux climat d'Amélie-les-Bains dans les diathèses dartreuse, arthritique, scrofuleuse, etc., etc.

Tout le monde reconnaît aujourd'hui que le soufre, bien employé, est le spécifique par excellence contre l'oïdium, et qu'on devra cet heureux résultat aux persévérants efforts tentés, pendant plus de quatre années, par les viticulteurs français, MM. Caffe, Nabonne, de La Vergue, etc., etc.

Nous n'avons pas été l'imitateur de ces hommes, aussi intelligents que dévoués. Longtemps avant, nous nous livrions sans relâche à des études expérimentales, dans le but de parvenir au vrai emploi de la susdite substance médicamenteuse contre les diathèses herpétiques, scrofuleuses, arthritiques, etc., c'est-à-dire contre le spécimen morbide co-existant ou préexistant.

C'est dire que les états diathésiques peuvent être congénitaux, héréditaires ou acquis, accidentels. Ainsi que cela a été dit, ils sont homogènes, uniformes, une unité. La diversité, la dissemblance qu'ils présentent, de même que la dissimilitude, le disparate qu'offrent les innombrables états morbides dérivant de la présence incessante de l'agent septique, ne sauraient être dus qu'à la diversité de nature des fluides et des solides de l'économie.

Nous croyons devoir répéter que ce même agent acrimonieux disséminé dans l'économie, peut se déplacer, s'accumuler sur des organes importants, le cœur, les poumons, l'estomac, etc.; de là, les formes, les accidents divers; de là, les exaspérations, les aggravations, les évolutions, les crises; de là, enfin, des transformations, des dégénéres-

cences organiques, des indurations, tuberculisations, hépatisations, hypertrophies, ulcérations; des détériorations, dissolutions, décompositions des fluides; des troubles, désordres fonctionnels; anomalies, interversions, orthopnée, dyspepsie, dysurie, diabète, albuminerie, calculs, hydrorachis, nécrose, teigne, plique, lèpre, cachexie, meléna, etc.

Nous croyons que c'est à tort que l'on a cru jusqu'ici que la saison d'été est la plus favorable pour faire usage des eaux sulfureuses naturelles. Nous sommes en mesure de prouver tout le contraire. En effet, c'est précisément pendant les saisons hivernales, depuis 1851 jusqu'à ce jour, qu'ont eu lieu nos expérimentations statistiques, qui ont eu pour résultat la guérison de six herpétiques, rhumatiques, plus ou moins catarrheux, sur sept [1].

Mais, hâtons-nous d'ajouter que ces malades ont passé une grande partie de l'hiver à l'Établissement; qu'exposés beaucoup moins à la fâcheuse influence des agents extérieurs, pouvant surtout profiter de l'atmosphère sulfuro-moelleuse intérieure, et, par conséquent, prolonger indéfiniment le traitement, leur corps a absorbé et retenu assez d'élément sulfureux, pour obtenir la neutralisation du principe septique [2].

(1) Il est donc démontré que le soufre des eaux guérit les dartres, les rhumatismes et les catarrhes invétérés, dans les proportions de six cas sur sept. — Ce résultat nous paraît comparable à celui obtenu par le quinquina dans les intermittentes, de même qu'à celui obtenu par les viticulteurs dans l'emploi de ladite substance médicamenteuse, pour préserver la vigne des atteintes pernicieuses de l'*oïdium*.

(2) Nous croyons, surtout, qu'il ne faut pas oublier que les accidents herpétiques et arthritiques se sont toujours montrés les plus opiniâtres aux médications ordinaires. On ne guérit pas les dartres graves dans les maisons de santé de Paris, nous a dit un des praticiens célèbres et compétents de cette cité. Inutile d'ajouter que nous persistons dans

Nous voilà arrivé au terme, intermission, entr'acte de notre petit guide, *Vade-Mecum*, contenant des vues, des principes généraux sur la double application des sulfureuses et du doux et moelleux soleil d'Amélie-les-Bains.

Aurons-nous réussi? Serons-nous parvenu à réveiller, à fixer l'attention de nos vigilants collaborateurs? Quelqu'un élèvera-t-il la voix en notre faveur? L'Administration poursuivra-t-elle la voie dans laquelle elle est entrée, en lésant, sans le savoir, sans doute, les droits de propriété, en enrayant le progrès hygiéno-hydrologique? Nous ne saurions tarder à le savoir.

Nous nous occupons de l'organisation définitive du service personnel des eaux, ainsi que de l'accomplissement de celui de leur application idiosyncrasique.

C'est dire qu'on met, à cette heure, la dernière main à l'ouvrage; qu'on va l'achever, le mettre à sa dernière perfection; c'est énoncer que le travail sérieux, inédit, contient un tableau statistico-synoptique très-profitable; qu'il renferme des instructions précieuses sur la médication idiosyncrasique des eaux; c'est, enfin, reconnaître le besoin d'en faire concorder la publication, avec l'achèvement desdits travaux d'appropriation thermo-idiosyncrasiques.

l'emploi général, local, gradué et prolongé indéfiniment, des eaux et des vapeurs sous toutes les formes, bains ordinaires, de piscine, d'étuve, aspirations, inhalations, boisson, etc.

Quant aux divers états morbides de la troisième catégorie, comprenant les diverses dégénérescences des solides ou des fluides, nous ne saurions nous en préoccuper ici. Nous rappellerons, seulement, qu'il y a beaucoup à espérer du traitement thermo-hyémal, au point de vue prophylactico-thérapeutique, tandis qu'on n'a que peu de chose à attendre, au point de vue de palliation, d'atténuation morbifique.

www.ingramcontent.com/pod-product-compliance
Ingram Content Group UK Ltd.
Pitfield, Milton Keynes, MK11 3LW, UK
UKHW012248240726
13966UKWH00004B/1347